Cuida los
DIENTES
de tu HIJO

Amat Editorial, sello editorial especializado en la publicación de temas que ayudan a que tu vida sea cada día mejor. Con más de 400 títulos en catálogo, ofrece respuestas y soluciones en las temáticas:

- Educación y familia.
- Alimentación y nutrición.
- Salud y bienestar.
- Desarrollo y superación personal.
- Amor y pareja.
- Deporte, fitness y tiempo libre.
- Mente, cuerpo y espíritu.

E-books:
Todos los títulos disponibles en formato digital están en todas las plataformas del mundo de distribución de e-books.

Manténgase informado:
Únase al grupo de personas interesadas en recibir, de forma totalmente gratuita, información periódica, newsletters de nuestras publicaciones y novedades a través del QR:

Dónde seguirnos:

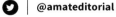 @amateditorial

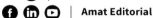 Amat Editorial

Nuestro servicio de atención al cliente:
Teléfono: **+34 934 109 793**
E-mail: **info@profiteditorial.com**

Eider Unamuno

Cuida los DIENTES de tu HIJO

Mantén su boca sana y equilibrada,
y evítale la ortodoncia de mayor

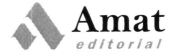

© Eider Unamuno, 2021
© Profit Editorial I., S.L., 2021
    Amat Editorial es un sello editorial de Profit Editorial I., S.L.
    Travessera de Gràcia, 18-20; 6º 2ª; Barcelona 08021

Diseño de cubierta: XicArt
Maquetación: Marc Ancochea
Todas las imágenes son libres de derechos excepto las de las páginas 35: Freepik; y
29, 31, 96, 98, 105, 106 y 107: Norarte Visual Science.

ISBN: 978-84-18114-80-9
Depósito legal: B 6507-2021
Primera edición: Mayo 2021
Segunda edición: Junio 2021

Impresión: Gráficas Rey
Impreso en España – *Printed in Spain*

A mis padres y a mi hermano, mi ejemplo, mi guía.
Para Aitor, cómplice de todas mis locuras.
A mis hijos Irati y Urko, mi todo.
Sin vosotros nada de esto hubiera existido.
«Zuengatik, zuentzat».

❖ ÍNDICE ❖

❖ PRÓLOGO ❖

Me siento tremendamente feliz de tener la oportunidad de hablar sobre este libro que tan magistralmente ha escrito Eider Unamuno.

Debo reconocer que cuando Eider me dijo que le gustaría que fuera yo quien escribiera este prólogo, por un lado me sorprendió mucho, pero por otro me hizo una ilusión tremenda. Me sorprendió un poco porque enseguida pensé: «¿Y qué puedo aportar yo de valor sobre la odontopediatría?». Es un tema del que casi no tenía información ni conocimiento, pero ahora, después de haber leído este bello libro, debo confesar que he aprendido muchas cosas nuevas que jamás hubiese imaginado. Este libro que tienes en tus manos no solamente habla sobre la boca, los dientes, la mandíbula, el cráneo o las caries de nuestros hijos e hijas, como quizás te parezca a simple vista. Eider nos habla también, y sobre todo, de la crianza, de la conexión entre padres e hijos, de la alimentación complementaria, de lactancia, de mitos y creencias limitantes, del sueño, de la respiración, de la observación, del respeto a los ritmos biológicos, del parto, y también de la motricidad, el gateo y algunos temas más.

Y es que aunque a simple vista nos parezca imposible, todas y cada una de estas cuestiones están estrictamente relacionadas con los dientes y la boca de nuestros hijos e hijas. ¡Cuánto he aprendido!

¡Gracias Eider por esta maravillosa oportunidad!

Nunca pensé que un libro que hablara sobre odontología pudiera llegar a engancharme. Lo leí casi del tirón, y tras haberlo finalizado debo decir que recomiendo su lectura a todos los padres y madres del mundo.

Este libro es una guía imprescindible no solamente para las familias, sino para cualquier profesional de la odontología. Con bellos ejemplos y gran detalle, Eider nos explica muchas de las problemáticas que nos podemos encontrar relacionadas con la boca y cómo prevenirlas. Incluso pone ejemplos con sus propios hijos. Además, rompe brillantemente algunas falsas creencias, como, por ejemplo, que dar el pecho provoca caries, cuando precisamente es al contrario, ¡la previene!

Me gusta la forma en que, capítulo a capítulo, nos va presentando las distintas opciones para prevenir o corregir aspectos de la dentición de los pequeños de la casa. Y me encanta la invitación que nos hace para que seamos «los socorristas de la boca de nuestros hijos e hijas» y que nos cuente todo lo necesario para evitarles la ortodoncia. Personalmente, creo que la boca es una parte del cuerpo un poco olvidada. No obstante, Eider nos recuerda lo importante que es cuidar de nuestros dientes, paladar, mandíbula, etc., para el buen funcionamiento de casi todo el resto del cuerpo. Porque está todo conectado.

Otra cosa que quiero destacar del libro es una frase de Eider que me llegó al corazón: «Fui dentista antes de ser madre, pero desde que nació mi primera hija ya no soy la misma persona, ni la misma dentista». La maternidad es tan maravillosa que incluso nos puede ayudar a ser mejores personas y profesionales. Para mí, la maternidad fue mi segunda oportunidad para poder llegar a convertirme en la persona que verdaderamente vine a ser.

Y puestos a extraer perlas del libro, aquí va otra, que me hizo reflexionar profundamente: «En ninguna rama de la medicina se espera a que el problema sea mayor, a que la enfermedad sea más grave, para actuar». Y es que es cierto que, con los temas de la boca, sí hay una tendencia generalizada a esperar y esperar, a veces incluso años, antes de actuar o de afrontar un problema. Qué curioso, ¿verdad? ¿Por qué no le damos la misma importancia a la boca que a otras partes del cuerpo?

Como decía al principio, me siento muy feliz porque sé que, a partir de ahora, en los hogares de muchos lectores y en las consultas de muchos dentistas se va a producir un cambio de mirada y una profunda toma de conciencia. Gracias, gracias y gracias, Eider, por contribuir a que hagamos entre todos un mundo mejor.

YVONNE LABORDA
Terapeuta Humanista y Mentora en Crianza Consciente.
Autora del libro *Dar Voz al Niño*

❖ INTRODUCCIÓN ❖

El objetivo de este libro es ayudar a los padres para que los dientes de los bebés crezcan sanos y fuertes y que, por tanto, con el tiempo no necesiten aparatos de ortodoncia. Y ya de paso, ni empastes (¡echemos la casa por la ventana!). Pero no es un libro mágico que con solo leerlo te pasará los poderes de Ratoncito Pérez por ciencia infusa. A través de este libro quiero formarte para que seas como un socorrista de la boca. A ver, que me explique mejor: los socorristas están siempre en la playa, asegurándose de que los bañistas disfruten del baño. Generalmente no tienen que intervenir, solo vigilar que todo vaya bien. En ocasiones, el socorrista puede ver que alguien se ahoga o se hace daño. Como es la única figura de protección a pie de playa, es él (o ella) quien actúa. Cuando es necesaria la actuación de un profesional de la salud, porque el ahogado no recupera la consciencia o alguien se ha hecho daño en serio, llama a la ambulancia. A partir de ahora tú serás el socorrista y nosotros, los dentistas, la ambulancia. O sea, que deberás estar alerta, ya que con solo leer el libro no vas a conseguir que las bocas de tus hijos crezcan saludables y maravillosas. Yo te brindo la información y tú la aplicas en casa. Como un libro de recetas (solo por leerlo no tienes un plato delicioso en cada comida; tienes que llevar a la práctica lo leído para poder disfrutar del menú) o uno de ejercicios deportivos (leerlo no garantiza unos abdominales tipo tableta). El que avisa no es traidor.

Una de las piedras angulares de mi trabajo es la certeza de que lo normal es que estemos sanos. Si aplicas la información que te compartiré en los siguientes capítulos es más que probable que tus hijos tengan una salud bucodental excelente y bocas hermosas donde quepan todos los dientes. Yo también tengo un sueño (como dijo en su día Martin Luther King, Jr.). Sueño con un mundo en el que trabajemos desde una medicina desde la salud y no desde una medicina para la enfermedad, en la que vivimos ahora. ¿Me ayudas? Para ello tienes que saber que tú y nadie más que tú eres el responsable de mantenerte sano. De tener hábitos saludables. En otras áreas sabemos de sobra lo que es saludable y lo que no. Sabemos que comer una pizza congelada no es bueno para la salud, que comer un revuelto de espinacas y piñones lo es mucho más. En cuanto a qué es bueno para no necesitar ortodoncia no tenemos ni idea. Ese es el problema.

El otro pilar en mi filosofía de trabajo es que la función proporciona la forma. Una adecuada función nos dará una buena forma. Y una función insuficiente no.

En los siguientes capítulos te contaré cuáles son esas funciones estrella para que tu hijo tenga un adecuado desarrollo.

Además, tendrás una guía para saber cuándo se está torciendo el asunto y necesitas ayuda profesional.

Como postre, te propondré unos ejercicios específicos para cada mala mordida para que vayas compensando la situación mientras coges cita con el dentista.

Este libro no es sustitutivo de ir al dentista. Para nada. Te doy la información para que sepas lo que es bueno para tu hijo y lo que no. Como un libro de crianza. Yo quiero que tú seas un padre o una madre superinformado/a para que entiendas la importancia de hacer revisiones con el odontopediatra.

Además, te proporcionaré una guía para encontrar un dentista que trabaje con esta misma filosofía en la zona donde vives. Lo podrás encontrar en *www.lossinaparatos.com.*

«Pero si, de todos modos, tengo que llevar al niño al dentista, pues vaya timo de libro…», puedes pensar.

Pero ¿a que no es lo mismo ir a revisiones desde que tiene 6 meses para asegurarte de que todo va creciendo correctamente que ir a una revisión ya con 6 años y te digan: «Ufff, dentro de unos años aparato porque tiene el paladar muy alto y estrecho…». Los primeros años de tu hijo son aquellos en los que más crecimiento va a haber. En el cuerpo y también en la boca.

El primer mito a derribar en este libro es precisamente eso de que «podemos esperar»: «como son dientes de leche», «como luego también se pueden poner aparatos…», «no me líes ahora, que bastante tengo con la lactancia, la alimentación complementario, el sueño…». Tranquilo, porque es precisamente eso lo que determinará el desarrollo de la boca de tu hijo.

¿Quieres o no que te cuente cómo pasamos de paladares que parecen techos góticos a arcos románicos?

Ya que estamos, vamos a por todas.

1

LA MODA DE LOS APARATOS

(MAL DE MUCHOS, CONSUELO DE TONTOS)

" Nos han dicho que nuestro hijo necesita aparato y hemos escuchado que tú no pones aparatos. Que solucionas estas cosas de otra manera, con ejercicios. Venimos a por una segunda opinión. Claro, a ver, nosotros dos llevamos aparato, pero yo veo a mi hijo bastante bien. En la clase de nuestro hija mayor, todos llevan *brackets*. Porque esto de los aparatos es un poco moda, ¿no?

Esta conversación es muy frecuente en mi consulta.

Creemos que la genética es lo que manda en que tengamos una buena dentadura o no. Que es una cuestión de probabilidad que tu hijo «saque» los dientes grandes del padre con la boca pequeñita de la madre.

Es la profecía autocumplida.

Si tú llevaste *brackets* desde la comunión al bachiller y si a tu pareja le tuvieron que quitar 4 dientes sanos para que los colmillos bajaran del séptimo cielo, lo normal es que pienses que más vale empezar a ahorrar para la ortodoncia del niño.

Y como me dicen muchos pacientes: «Con esta moda de hoy en día, que todo el mundo lleva aparato, ¿cómo se va a librar mi niño con el regalito que le hemos dejado a modo de genes?».

«Esto de los aparatos, es un poco moda ¿verdad?»

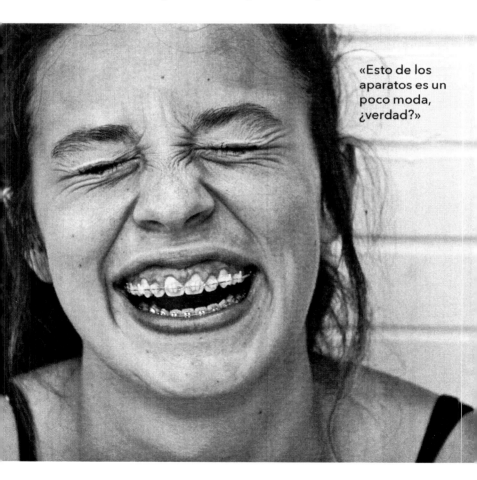

«Esto de los aparatos es un poco moda, ¿verdad?»

Déjame alegrarte el día.

Contesta este sencillo test:

- ❖ ¿Tu hijo respira?

- ❖ ¿Tu hijo duerme? (Sin recochineo, no hace falta que duerma 10 horas seguidas.)

- ❖ ¿Tu hijo mastica?

Si has contestado que sí a todas las preguntas, estamos salvados. Hay esperanza. Y te lo digo totalmente convencida.

Por otro lado, cuando el ortodoncista nos comenta que alguno de nuestros peques (o nosotros mismos) necesitamos *brackets*, una pregunta que siempre asoma es la de: «Pero ¿por qué es?, ¿solo por estética?». Ni los dientes alineados y bonitos son sinónimo de salud, ni los dientes no tan bien colocados se traducen en ausencia de salud o armonía. Esto es muy importante. En la inmensa mayoría de los casos, el ortodoncista que recomienda una corrección a tu hijo es porque considera que su salud debe y puede mejorar. En esta corrección, la mejora estética es un añadido y no el objetivo.

En otros casos, lo que quiere el paciente es mejorar la estética y así se lo solicita al dentista. Nosotros pondremos a tu disposición todas las técnicas en nuestra mano para mejorar la estética. Lo que vuelvo a repetir, ella sola no necesariamente viene de la mano de la salud.

Incluso, hablando ya de adultos, lo normal es que con los años los dientes inferiores se vayan apiñando en la parte delantera. En este caso podríamos decir que es más fisiológico o normal que estén apiñaditos que alineados. En cambio, tanto dentistas como pacientes pueden verlo como un problema y queremos solucionarlo.

Por lo tanto, yo cambiaría la frase y en vez de afirmar que los aparatos están de moda, diría que la estética está de moda. A veces más que la salud…

Dejemos las modas para la alta costura.

La boca es la parte del cuerpo que más estímulos externos necesita para crecer. «Estímulos paratípicos», si lo quieres decir en el idioma de los dentistas, el *dentiñol*. El ejercicio que hagamos con la boca determinará en mayor medida que los propios genes el crecimiento de la boca.

> **!** **Los genes importan, por supuesto. Pero el trabajo que el niño tenga que hacer con la boca es más decisivo.**

Hablaremos de esto más a conciencia en el capítulo 4.

Cuando hablamos de salud, lo normal es estar sanos. Cuando enfermamos es porque se ha perdido el equilibrio de nuestro organismo. Pero, recuerda, la gran mayoría nacemos con todos los recursos para desarrollarnos adecuadamente.

Nos hemos desconectado de nuestro sentido común y de nuestro instinto. Cuando escuchamos la frase «tu hijo está usando la teta como chupete, te está tomando el pelo», nos quedamos tan anchos. Por el amor de Dios, que somos mamíferos. Que tenemos mamas desde que la mujer es mujer y el chupete es un sustituto del pecho… ¡Y no al revés!

Estamos a tiempo de tomar conciencia de lo que hará bien a nuestros hijos y lo que no. Cuando es un tema que no controlas, como el de los dientes, es normal que no sepas que tomar la comida pasada por el pasapurés esté condenando a tu retoño a una boca sin espacio para los dientes. Por eso tienes este libro entre tus manos. Para que sepas qué le hace bien y qué le hace mal.

Aunque a decir verdad, este no es un libro solo de dientes.

Como irás descubriendo, este también es un libro de crianza respetuosa en el que descubrirás que tomar pecho es lo mejor del mundo para el desarrollo de sus maxilares. O un libro que mejorará tu gestión económica, ya que aplicando sus consejos podrás ahorrarte cerca de 3.000 euros ¡por hijo! Incluso puede ser un libro de conciliación familiar, ya que puedes llegar a entender por qué a tu hijo se le hace bola cuando come carne. Y así evitáis discusiones, gritos y amenazas en cada comida.

Si nunca has llevado aparato, puede que no entiendas el dolor que va implícito en las siguientes palabras textuales de un padre que lo llevó cuando tenía unos 12 años:

> Hazle lo que quieras, pero que no tenga que sufrir lo que yo sufrí. No puedo hacerle esto a mi hijo. Yo lloraba todas las noches porque esa mentonera me destrozaba la piel de la barbilla y no podía dormir bien porque aquella máquina de tortura me producía unos dolores de cabeza terribles. Mis padres me obligaban a ponérmelo. Lo que no supe hasta años más tarde es que mi madre también lloraba en su habitación al verme sufrir. Noche tras noche, durante años. Y total para esto, mírame ahora. Vuelvo a tener los dientes torcidos y el fisio me ha dicho que seguramente las migrañas que tengo vengan de la boca, porque no tengo la mordida bien.

Y es que en mi sillón dental ha llorado mucha gente. Estoy hablando de adultos, no de niños. Y no porque les estuviera haciendo daño, sino porque han recordado el miedo que tuvieron cuando un ortodoncista les dijo que a su hijo había que meterle un tornillo en el paladar y quitarle cuatro dientes sanos. O porque recuerdan lo mal que lo pasaron ellos y no quieren por nada del mundo que su hijo pase por lo mismo.

¿Les pasa esto a todos los niños que llevan aparato? Por supuesto que no. La gran mayoría como mucho se aburren de llevar *brackets* tanto tiempo. Pero si podemos evitarlo, ¿por qué no poner todo lo que está en nuestras manos? La prevención, señoras y señores, es mejor que cualquier tratamiento.

Fui dentista antes que madre, pero desde que nació mi primera hija ya no soy la misma persona, ni la misma dentista.

Soy muy consciente del miedo que sienten muchos padres cuando nos traen a sus hijos. Preferirían mil veces que les pusiéramos a ellos los aparatos y de esa manera ahorrarles el dolor a sus hijos.

Esa sospecha de «me van a decir algo que no me gusta», «no estoy preparada para escuchar que mi niña necesitara aparato y extracciones», «como tampoco veo la diferencia entre llevarlo

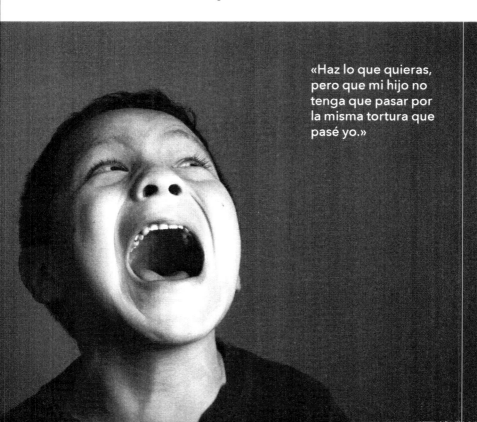

«Haz lo que quieras, pero que mi hijo no tenga que pasar por la misma tortura que pasé yo.»

ahora con 3 años o con 11 (sigo con la idea de que los dientes de leche no son importantes), me ahorro el mal trago y no lo llevo al dentista» es nefasta.

Es vital romper con este círculo.

Mi objetivo con este libro es que entiendas la importancia de la prevención. De que puedas saber cómo ayudar a tu hijo. Y que con esa tranquilidad y seguridad, lleves a tus hijos al dentista desde pequeñitos. Como una amiga que acaba de ser madre y me ha mandado un audio en el que me dice: «Eider, mi hija no toma chupete. Solo toma pecho. Pero no sabemos muy bien qué hacer en las situaciones en las que físicamente es imposible darle pecho, por ejemplo, cuando vamos en coche y empieza a llorar como una posesa. Le metemos nuestro dedo meñique en la boca para que succione. Solo un poco. La matrona me ha dicho que no hay problema, pero dime, por favor, que lo estamos haciendo bien. Esto no va a deformarle la boca, ¿verdad? Pero si no podemos hacer esto, dame por favor una alternativa, no me mates por favor diciéndome que esto está mal y no puedo hacer nada». Hablaremos de este tema más adelante en el capítulo 3, pero más allá de esta duda en concreto me refiero al estrés y ansiedad que genera el no tener bien la boca, pensar que vamos a tener que llevar a nuestro peque al dentista. Todo ello, sumado al ya de por sí «movidito» posparto, puede hacer que no disfrutemos de este momento tan maravilloso, «rayados» con esto no lo estoy haciendo bien, antes o después nos pasará factura. En este caso, literal.

Quiero dar esperanza a esos padres. Quiero darte el poder del conocimiento a ti. No hace falta llegar a esa situación tan agresiva para tu hijo. Comencemos a cuidar su salud desde pequeñitos para que crezcan sanos y felices. Es posible.

Y si algún dentista lee este libro, seamos empáticos. Entendamos que los padres vienen a nuestras consultas con dudas y miedos. Pongámonos en su lugar y expliquémosles las cosas con cariño y respeto. Porque por mucho que tú te pases el día operando adolescentes para reducir el tamaño de su mandíbula, un padre se rompe en mil pedazos si le dices que su hijo tendrá que operarse dentro de unos años.

Y lo sé porque cuando mi hijo Urko tenía 2 años me soltaron a bocajarro que había que operarlo de un ojo. Sin parpadear, como quien te dice que el kilo de naranjas ha subido 13 céntimos.

 Trabajemos desde la prevención y desde el respeto. Y transformemos ese miedo que traen los padres a nuestras consultas en esperanza y alegría por el trabajo bien hecho.

Mi misión de vida es ayudar a crear un mundo en el que sepamos que lo normal es estar sanos. Que los profesionales de la salud ayudemos desde la prevención y recuperando la salud perdida precozmente. Ya lo dice el refranero español: más vale prevenir que lamentar...

2

SALUD DESDE LA CUNA

(MÁS VALE PREVENIR QUE LAMENTAR)

" Los amigos nos miran raro porque cepillamos el único diente que tiene en la boca nuestro hijo pequeño. Y llevamos el hilo dental al parque depende de la merienda que tenga el mayor. Es que nosotros lo hemos pasado muy mal, los dos, y no queremos que nuestros hijos tengan tantas caries ni que lleven aparatos. ¿Lo hemos hecho bien? No nos hemos vuelto locos, ¿verdad?

Cuando estos padres me contaban las medidas de higiene que toman con sus hijos de 6 años y 6 meses, casi desfallezco de la emoción. Se llevan el hilo dental al parque…, es mi sueño hecho realidad. ¿Sabéis cuál fue el resultado de la revisión? Cero caries y salva de aplausos por mi parte (literal, quien me conoce sabe que me encanta aplaudir). En cambio, el hijo mayor tenía la boca excesivamente pequeña y los dientes de leche lucían alineados

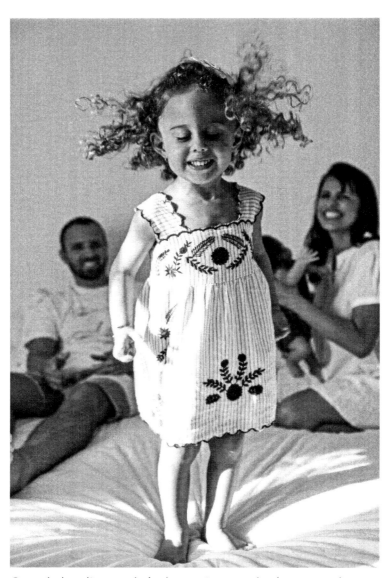

Cuando los dientes de leche están pegados los unos a los otros, cuando los definitivos salgan no van a tener suficiente espacio.

sin ningún hueco entre ellos. Mala señal… Cuando los de leche están tan juntos, los definitivos no van a entrar seguro. ¿Cómo es posible que esos niños, habiendo hecho las cosas tan bien, necesitaran aparato? Sus padres tenían clarísimas las medidas preventivas de higiene. Todos llevamos años escuchándolas y las llevamos tatuadas. Las tendrás en cuenta o te las pasarás por el Arco del Triunfo, pero sabértelas, te las sabes: cepillado, cero azúcar… En cambio, no pasa lo mismo con las medidas para estimular el crecimiento de maxilares. Hasta hoy…

En ninguna rama de la medicina se espera a que el problema sea mayor (a que la enfermedad sea más grave) para actuar. No tiene ningún sentido. Sería negligente, ¿verdad? ¡Pues en la boca llevamos siglos haciéndolo!

Imagínate al pediatra de tu hijo diciéndote: «Tu hijo tiene bronquitis, pero vamos a esperar a que tenga una neumonía y entonces empezaremos con el tratamiento». ¿No te saltarían todas las alarmas? Si lo vemos tan claro con otras partes del cuerpo, todavía no me explico por qué seguimos los propios dentistas diciendo a nuestros pacientes que tienen que esperar. No lo hacemos con mala fe, os lo juro. Es lo que nos enseñan en la universidad y nosotros lo damos por válido. Así se ha hecho hasta ahora.

Es urgente que entendamos, tanto dentistas como pacientes, que esto no es así. Que cuando veamos una mala mordida siempre se puede corregir en el momento. Y yendo más allá: que si actuamos bien desde bebés, podemos prevenir las enfermedades de la boca y mantenernos sanos. «¿Tener un diente torcido es una enfermedad, Eider?» No te pases… Tener un diente girado no importa siempre que la boca sea capaz de moverse bien. Pero generalmente cuando los dientes no caben en la boca hay más dificultades asociadas. Lo veremos en otros capítulos. *Piano, piano.*

Volviendo al ejemplo anterior de la bronquitis y la neumonía. ¿Se puedo curar la neumonía? Por supuesto, pero no por eso vamos a dejar que se complique la bronquitis. Se actúa en cuanto se ve el problema porque entendemos que mientras el niño está con bronquitis no respira bien, y que en la neumonía el tratamiento será más largo en el tiempo, incluso puede que necesite tratamientos más agresivos.

En las malas mordidas («maloclusiones» en *dentiñol*) ocurre lo mismo. ¿Se pueden corregir los dientes con 12 años? Por supuesto, pero necesitarás *brackets*, un año mínimo de tratamiento y unos 3.000 euros.

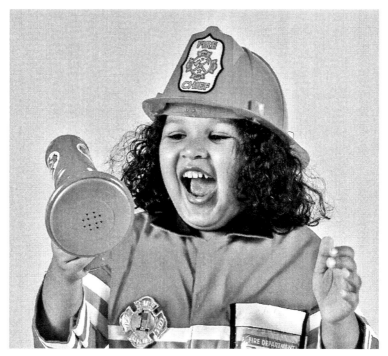

Si vemos pequeños huecos entre los dientes de leche, hay esperanza.

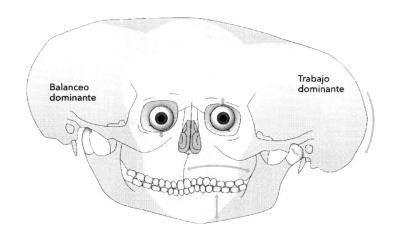

Así crece el cráneo de un niño que come solo por un lado.

En honor a la verdad, los dientes los corregiremos, pero la mandíbula y el cráneo donde están metidos los dientes no se corrigen, quedan asimétricos.

Con 4 años lo puedes solucionar sin aparatos, en menos de un mes y ahorrándote mucha pasta. Y lo mejor de todo, el niño no quedará con el cráneo asimétrico.

El problema de esperar a solucionar una mala mordida es que, mientras no lo hagamos, la niña o el niño no puede comer bien (no mastica bien). Y eso puede acarrear problemas digestivos, incluso de asimetrías en los huesos.

Voy a detenerme un poco en esto porque esta imagen cambió para siempre mi trayectoria profesional. Una vez entendido esto no hay vuelta atrás.

Agárrate que vienen curvas. ¿Recuerdas que te he dicho que la boca es la parte del cuerpo que más estímulos externos necesita para crecer? Las funciones de la boca que crean esos estímulos son la masticación, respiración y tragar saliva. Si el niño hace bien estas funciones, el crecimiento del niño será adecuado. No te preocupes; en los capítulos 3 y 4 te explicaré qué significa comer bien.

Voy a ponerte un ejemplo para explicarme de manera más clara. Imagínate a Marta, que tiene 4 años y tiene la mandíbula torcida hacia la izquierda. Como veremos más detenidamente en el capítulo 4, si la mandíbula está torcida hacia un lado, el niño comerá por ese lado. Esto nos lleva a que, la gran mayoría de las veces, Marta masticará los alimentos por el lado izquierdo. Parece una tontería. «¿Y qué más da que coma siempre por el mismo lado?» Ahora imagínate a un deportista que va al gimnasio y que hace pesas solo con un brazo. ¿Ya lo tienes? En el deportista lo vemos muy gráficamente: tendría un lado supercachas y el otro esmirriado. En un cráneo que está creciendo, si la mandíbula siempre va hacia el mismo lado para comer, la mandíbula se desviará hacia ese lado y los huesos crecerán asimétricos.

Si corregimos a los 4 años esta mala mordida de Marta, podrá comer también por el lado derecho y a partir de este momento el cráneo crecerá simétrico.

Si esperamos a que cumpla 11 años y tenga los dientes definitivos para ponerle *brackets*, Marta seguirá otros siete años de su vida comiendo por el mismo lado y su cráneo estará cada vez más torcido. Al final conseguiremos corregir sus dientes, pero sus huesos seguirán torcidos.

 Muchos padres me preguntan en la consulta: «¿Por qué empezar tan pronto si podemos solucionarlo más tarde?». Esto que te he contado es la gran razón. No queremos cráneos asimétricos. Y quien dice cráneo, dice cuerpo entero. El cuerpo es uno y si una de sus partes está torcida, el resto del cuerpo tiene que compensarlo. Voy a ponerte un ejemplo. Imagínate a ti mismo con una pierna más corta. Si das un paseo comenzarás a notar que se te carga la cintura. Si tienes que caminar todos los días, la cadera acabará rotándose para compensar esa pierna corta. Lo mismo ocurre en la boca si el cráneo está torcido, pero no es tan fácil de visualizarlo gráficamente.

> **!** **Si no queremos niños torcidos solucionemos el problema cuanto antes.**

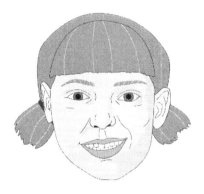

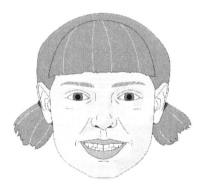

Si esperamos mucho tiempo para corregir, los dientes quedarán rectos, pero el cráneo no.

Si empezamos cuanto antes, el cráneo podrá crecer simétrico.

Como en el ejemplo de la bronquitis en el que el niño no respira bien, con una mordida cruzada este tampoco puede masticar bien. Derivados de esa mala masticación, pueden surgir un montón de problemas digestivos como la gastritis. O simplemente que al niño se le haga bola porque tiene la herramienta para triturar la comida al revés (como cuando coges mal las tijeras, que no cortan nada). Se le hace bola, los padres insistimos para que coma más, el niño no puede… ¡Ay, Dios mío!, ¡qué dramas hay por ahí porque el niño no come! Otro libro que abrió mi mente cuando fui madre fue *Mi niño no me come*, de Carlos González. Y es que, como el propio autor nos cuenta, cada vez que nos sentamos a la mesa se genera un círculo vicioso muy peligroso de tensión, malestar y reproches. No será la primera vez que una madre me dice entre lágrimas: «La de broncas que le he echado porque tragaba la comida sin masticar y ahora me dices que no podía hacerlo. ¡Qué mal me siento!»

La salud es un conjunto y lo que ocurre en la boca afecta al resto del cuerpo. Ya os he avisado que este no era un libro solo de dientes.

Se puede actuar siempre en el momento.

Pero no nos engañemos. Esto es tratamiento precoz. La prevención está todavía un paso más allá. La prevención es el santo grial.

La realidad es que a menudo vemos niños que acuden por primera vez al dentista con 7 años, cuando nos llegan los talones del Programa de Atención Dental Infantil (PADI). Si tus niños todavía son pequeños, o vives en algunas de las comunidades autónomas de España donde no se aplica el PADI, tranquilo, yo te explico de qué va. Como su propio nombre indica, es un programa de la Sanidad Pública en el que a partir de los 7 años hasta los 15 puedes realizar revisiones, higienes y empastes de dientes definitivos de manera gratuita. Cuando tu hijo cumple los 7, a partir del mes de enero recibes en tu casa un Talón de Aceptación, imprescindible para ser usuario de este programa.

Bien, pero tarde. Muy tarde. La prevención se hace desde que el niño nace. Y si me apuras, la prevención es necesaria desde el embarazo.

Para ello necesitamos que los padres tengan información de lo que es importante desde el principio, desde que nacen los bebés. «Pero, Eider, que los bebés nacen sin dientes...» Ya lo sé. Pero algunos de ellos se forman en el embarazo.

PREVENCIÓN DESDE EL EMBARAZO (O ANTES)

¿Sabías que los dientes de leche y algunos definitivos comienzan a formarse en el embarazo? ¿Y que los óvulos y espermatozoides que engendrarán al bebé se crean unos 3 meses antes del momento de la fecundación? La nutricionista Gemma Tendero, experta en ayudar a mujeres que quieren quedarse embarazadas, nos explica: «Cada célula de nuestro cuerpo, independientemente de su función, necesita nutrientes, hidratos de carbono, proteínas o grasas. Pues hay ciertas células que requieren más aún nuestra atención a aquello que comemos. Los últimos estudios sobre fertilidad apuntan a que un 15% de las parejas en edad de procrear (y que quieren hacerlo) tienen problemas para conseguir un embarazo o que este llegue a término. La edad, dieta y otros hábitos de vida afectan a todo esto. Los espermatozoides tienen un tiempo de maduración para prepararse de unos 3 meses, con lo que los cambios en alimentación y estilo de vida podrían notarse mínimo entre 3 y 6 meses. Con los óvulos ocurre prácticamente lo mismo. Aunque se termina de madurar en el comienzo del ciclo, está preparado para ello durante los 3 meses anteriores aproximadamente».

El mito de que los dientes del bebé se forman por transferencia del calcio de los dientes de la madre a los del niño es justo eso, un mito. No es cierto. Pero desde luego, si la madre tiene una dieta rica en calcio y ciertas vitaminas, más probabilidades tendrá el bebé de que los dientes se le formen sin problemas de poca mineralización o de calcificación deficiente.

Por otro lado, sí que hay cambios hormonales en la embarazada que facilitan que las encías se inflamen y sangren (gingivitis). El aumento de progesterona propio del embarazo dilata los capilares de la encía y las deja tan frágiles como el papel. Aun llevando una magnífica higiene, nuestras encías

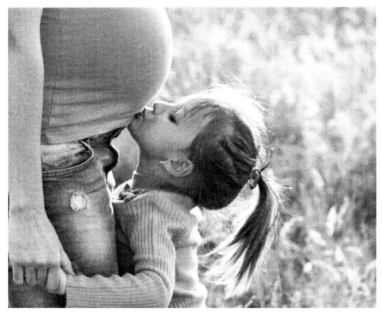

¿Qué ocurre si dejamos de tomar alimentos frescos y ricos en nutrientes y los sustituimos por comida procesada con muy poca cantidad de esos nutrientes tan necesarios?

pueden sangrar por esta fragilidad de los vasos sanguíneos de las encías. Esta hormona, llamada «progesterona», puede favorecer que haya más bacterias perjudiciales en la boca. Una mujer que tenga un mal estado de las encías antes de quedarse embarazada puede incluso tener mayor probabilidad de parto prematuro por la alta cantidad de toxinas que estas malas bacterias expulsan en la sangre.

Por si esto no fuera suficiente, la composición de la saliva cambia al final del embarazo y cuando damos pecho, por lo que se pierde el beneficioso efecto protector de la saliva.

Además, las embarazadas que tienen náuseas puede que no toleren llevar el cepillo dental hasta las muelas posteriores.

> **!** No es cierto que en cada embarazo perdamos un diente, pero sí que debemos cuidar nuestra salud dental al máximo y acudir a revisiones con el dentista durante el embarazo.

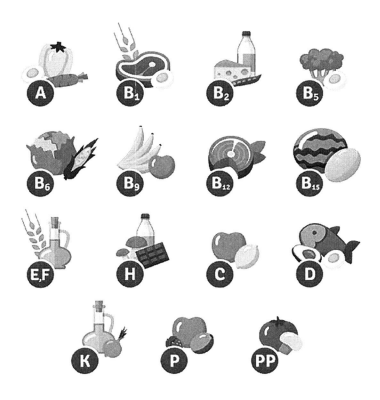

Para los dientes, las vitaminas más beneficiosas son la A, la D y la K2.

No obstante, no olvidemos que el embarazo es un estado maravilloso en el que la futura mamá puede mejorar la formación del esmalte de los dientes de su hijo teniendo ella misma una dieta adecuada. Y una dieta adecuada para potenciar la salud dental va más allá de no comer chuches.

HIGIENE DESDE BEBÉS

Aunque el tema estrella de este libro es prevenir la necesidad de ortodoncia y propiciar un adecuado desarrollo de los huesos y dientes de la boca, no puedo tratar la prevención sin hablar de la higiene. Además, todo va unido, ya que las caries pueden provocar que a los niños les duela comer cosas duras y dejen de hacerlo (por lo tanto, las bocas no crecerán) y porque las caries destruyen tejido dentario. Las caries entre muelas en los dientes de leche provocan que la anchura total del diente disminuya y que vaya perdiéndose espacio para los dientes definitivos.

Debemos limpiar las encías con una gasa o un dedal de silicona específico para la higiene oral de los bebés. Pero desde que erupciona el primer diente pasaremos a usar un cepillo adecuado a su edad.

 Los adultos debemos cepillarles los dientes a nuestros hijos hasta más o menos los 8 o 10 años.

No es fácil limpiarse bien los dientes (esa es la conclusión que sacamos del número tan elevado de patologías que encontramos todavía tanto en adultos como en niños). Los niños no tienen la suficiente destreza como para realizar un adecuado barrido de la placa bacteriana. Dicho en plata, un niño de 2 años no es capaz de quitarse la suciedad de los dientes. Lo recomendado es que tengamos dos cepillos: uno los adultos y otro el niño. Primero nos limpiamos nosotros y luego el niño juega, imita, va familiarizándose con el hábito. En este punto, no hay que olvidarse de levantar el labio superior del bebé para limpiar bien los incisivos (paletas). No os podéis hacer una idea de la cantidad de caries que comienzan en esa zona.

UN TRUCO

Los reveladores de placa son la bomba. Un inventazo. Tiñe de morado, fucsia o azul (depende de la marca) las zonas de la boca donde existe suciedad. Nos dará pistas (con luces de neón fluorescentes) de dónde debemos insistir con el cepillo. Su uso es facilísimo y resultan la mar de didácticos. La idea es que cepillemos las bocas de nuestros hijos y pasemos el revelador. Veremos teñidas de color las zonas donde todavía quede placa bacteriana. Nos llevaremos más de una sorpresa. Podemos usar el revelador cada dos o tres días hasta asegurarnos de que no haya zonas que queden teñidas. A vuestros hijos les encantará. Existen incluso reveladores que tiñen de dos colores diferentes depende del tiempo que lleve la suciedad en la boca (de un color la placa nueva y de otro tono la placa más antigua). Esto va fenomenal en aquellos casos en los que los padres se excusan porque el niño viene directo del cole y no se ha cepillado. Tú piensas: «Esto no es de hoy... ni de esta semana». Con un revelador de este tipo, los padres toman conciencia de la porquería que se puede acumular en la boca de sus hijos si no

supervisamos la higiene. Si hay algún padre valiente, que lo pruebe él mismo y que me cuente...
Dependiendo de la marca, existen comprimidos que hay que masticar o líquidos (en bebés se pueden usar unas gotas y extenderlas por todos los dientes con un pincel o algodón).
Leed siempre las indicaciones de uso de cada producto antes de usarlo.

PREVENCIÓN DESDE LOS ALIMENTOS

Esto es nuevo, ¿verdad? Hasta ahora pensábamos que el cuidado que teníamos que tener con los alimentos respecto a las caries era la de evitar chuches y azúcares. Esto sigue siendo así: es necesario eliminar el azúcar añadido de la dieta (de la tuya y de la de tus hijos). Pero existen alimentos que aumentan la inmunidad de los dientes frente a las caries. Si los comes regularmente, tendrás menos caries e incluso podrás detener caries que ya han comenzado.

Para que tengamos una caries tiene que pasar todo esto: unas bacterias específicas cogen azúcar que queda pegado a los dientes porque no los hemos limpiado bien. Cuando las bacterias comen azúcar producen ácido como resultado de su digestión. El ácido reblandece la capa más externa del diente y provoca un agujero. Habrá uno, dos o cinco dientes con agujero, pero hay que entender que la caries es una enfermedad que ocurre como consecuencia de un desequilibrio de toda la boca.

El diente tiene tres capas: el esmalte, la dentina y la pulpa (lo que se llama comúnmente el «nervio»). En la dentina y pulpa hay células llamadas «odontoblastos», que son como albañiles que construyen una barrera más dura de colágeno ante el ataque de ácidos producidos por las bacterias. A través de la pulpa llegarán glóbulos blancos al diente. ¿Recuerdas la serie *Érase una vez... el cuerpo humano*? Los glóbulos blancos eran los polis que protegían el cuerpo de los ataques de las bacterias y virus. Estos policías circulan por la sangre y recorren todo el cuerpo. Cuando hay un ataque de bacterias o virus, el cerebro manda una señal a estas células para que se dirijan al lugar del cuerpo donde ha sucedido el ataque. La ausencia de ciertas vitaminas disminuye la capacidad de las células policías para llegar al diente. Otras, en cambio, aumentan el número de albañiles y policías en los dientes.

 ¿Dónde puedo encontrar estas vitaminas que aumentan las defensas?

❖ **VITAMINA A:** Lácteos, zanahoria, brócoli, espinaca, melón, albaricoque y mango.

❖ **VITAMINA D:** Aguacate, huevos, setas, hígado de ternera y aceite de hígado de bacalao.

❖ **VITAMINA K2:** Carne y lácteos derivados de animales que han comido pasto (es decir, hierba, no pienso).

❖ **CALCIO:** Legumbres, frutos secos, pescado y marisco.

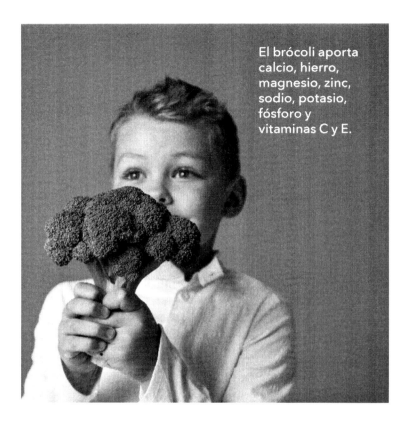

El brócoli aporta calcio, hierro, magnesio, zinc, sodio, potasio, fósforo y vitaminas C y E.

Por otro lado, una dieta pobre en proteínas, o déficit de vitamina A, D, calcio y fósforo pueden ocasionar alteraciones en el desarrollo dentario. La baja ingesta de proteínas puede provocar, además, una disminución de la inmunoglobulina A en la saliva, que puede también aumentar la susceptibilidad a la caries.

La frecuencia con la que tomamos alimentos azucarados, sobre todo entre comidas, eleva muchísimo la probabilidad de aparición de caries. Por ejemplo, si tu hijo merienda un bollo con chocolate y media hora más tarde se toma un zumo de tetrabrik es como un bombardeo continuo de azúcar que, además, se queda toda la tarde pegado a los dientes hasta el próximo cepillado (que en el mejor de los casos será después de cenar). Tiene todos los boletos para tener caries. Los alimentos que tienen más de un 15% de azúcar son bombas de relojería para las caries. Sobre todo si se toman entre comidas. Para que te hagas una idea.

CONSEJOS

❖ Acaba las meriendas, almuerzos o comidas fuera de casa con alimentos no cariogénicos: queso, nueces, manzana. La propia masticación de estos alimentos provoca autolimpieza.

❖ Si tus hijos no puedes renunciar al dulce, que lo coman en casa y límpiales inmediatamente los dientes. Además de esto, opta por versiones dulces saludables (alimentos que contengan azúcar pero no añadido de manera artificial).

La glucosa es el azúcar más cariogénico, ya que puede provocar glucano, una sustancia que permite una mayor adherencia de las bacterias a los dientes.

La fructosa y la lactosa son mucho menos cariogénicas, aunque también sean formas de azúcar (hidratos de carbono). Es decir, que aunque los dátiles, la uva, los higos o el plátano son frutas con un alto contenido en azúcar, su tipo de azúcar es mucho menos peligroso que el azúcar añadido que puede tener un refresco, un bollo o una galleta industrial. Aun así, lo ideal sería dejar estas frutas tan dulces y pegajosas para comerlas en casa y poder limpiarnos luego los dientes.

Si las comidas que ingieren nuestros hijos son, además, de una consistencia o dureza que requiera de una masticación enérgica, eso aumentará la producción de saliva, por lo que la propia masticación limpiará los dientes.

> **!**
>
> ❖ **Elimina el azúcar añadido.**
>
> ❖ **Consume proteínas suficientes.**
>
> ❖ **Las vitaminas A, D y K2 y el calcio, el fósforo y el flúor nos protegen de la caries.**

El cuerpo humano es una maravillosa máquina que, a poco que mimemos, tiende a ser la mar de agradecido.

Vayamos por partes para saber lo que significa «mimar»…

3

TETA

(A PALABRAS NECIAS, OÍDOS SORDOS)

"Va a nacer mi segundo hijo y hemos pensado que sería un buen momento para que el mayor deje el chupete, con esto de que ahora va a ser el mayor. ¿Qué te parece, Eider? ¿Nos recomiendas algún truco?

—Puedes ir reduciendo su uso solo durante la noche. ¿Toma pecho, biberón o bebe ya del vaso? —pregunté yo.

—Pues todavía bibe. Entendí que la leche de pecho podía provocar caries y seguimos con el biberón. ¿Pero también he de quitárselo? Yo que pensaba que era mejor que el pecho a partir de 1 año…

Esta y otras historias parecidas son frecuentes en padres primerizos. Me acuerdo de mí misma hace unos doce años, cuando estaba a punto de ser madre por primera vez. No existían tantos blogs, ni las redes sociales tenían tanto peso como ahora (creo que todavía no existía ni el WhatsApp y yo, desde luego, no conocía Facebook).

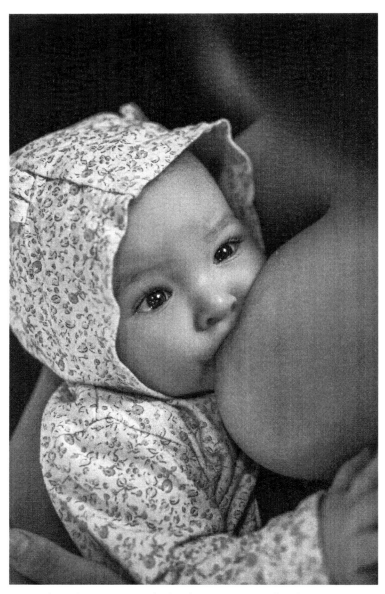

Dar el pecho es muy saludable tanto para el bebé como para la madre. ¡Y no, no provoca caries!

En aquella época descubrí al pediatra Carlos González y devoré todos sus libros. Cuando finalmente nació Irati, aunque mi instinto era tomarla cada vez que lloraba, darle el pecho todas las veces que me lo pedía…, agradecí muchísimo el tener la confirmación de un pediatra reconocido que confirmaba que lo que salía de instinto coincidía con lo que era mejor para la salud de mi hija. Eso da fuerzas para aguantar todos los comentarios (cada vez menos pero todavía abundantes) que nos harán dudar y poner en tela de juicio nuestro instinto y sentido común. Si tenemos la menor sospecha de que algo que estamos haciendo perjudicará la salud actual o futura de nuestro retoño, dejaremos de hacerlo. Aunque nos encante hacerlo y parezca que al niño también. Hay vivencias de todos los tipos en la lactancia materna: desde procesos facilísimos (como que tras una cesárea el bebé se enganche al pecho como si lo hubiera hecho toda la vida y no lo suelte en cinco años) a otros más complicados (como el bebé que parece que no se agarra bien, y que produce dolor y grietas en la madre). Y encima, el estado emocional del posparto no ayuda. Quien diseñó el Dragon Kan se inspiró en el posparto fijo. Ahora estás en la cresta de la ola y al segundo sientes que te tiran los puntos y que los pechos parece que te vayan a explotar… Encima, recuerdas que la última vez que dormiste tan poco tenías diez años menos y eran las fiestas de tu pueblo, y por si fuera poco tienes que atender visitas y escuchar los comentarios de cada uno de ellos («no es normal que el niño esté todo el día en el pecho», «va a ser que no tienes buena leche; dale un biberón, mujer, y descansa»). Todo, y digo todo, es respetable en esas condiciones. Y decidir darle biberón porque no puedes más también. Pero si decides dar pecho, primero asesórate, lee y asiste a grupos de apoyo a la lactancia. La información te dará tranquilidad, confianza, certeza y respuestas ante comentarios impertinentes. Las hormonas y el instinto de leona se encargarán de poner el tono adecuado a las palabras, ya verás.

La buena noticia es que dar el pecho es el mejor regalo que puedes hacerle a tu hijo (y a ti misma). Y no estoy hablando de dárselo seis meses, que es lo aceptado casi por unanimidad, sino de dárselo tanto como tú y tu hijo queráis y/o podáis. Yo me he pasado seis años y medio de mi vida con la teta fuera (dos de estos años en tándem, con ambas tetas fuera). Te lo digo porque sé un poco de lo que hablo, más allá de la formación y experiencia propia tras diecinueve años trabajando como odontóloga.

! Dar el pecho no provoca caries.

Lo puedo decir más alto, pero no más claro. Estoy por intercalar esta frase cada cinco páginas en el libro para que se te meta en el inconsciente.

En mi consulta veo a muchísimas madres agobiadas porque quieren seguir dando el pecho más allá de los dos años, pero se encuentran con que reciben muchos mensajes contradictorios. Algunas acaban quitándoles el pecho a sus hijos porque algún familiar, vecino, pediatra, dentista o simple transeúnte les dijo que iba a provocar caries a su niño, que lo iba a convertir en un adulto débil… Y no sé cuántas barbaridades más.

Hagamos un pequeño paseo por los millones de años de evolución de la especie. El biberón, como sabemos, es un invento relativamente nuevo. En cambio, tenemos tetas desde que somos mamíferas, es decir, toda la santa vida. Si por un descuido mortal de la naturaleza el pecho destruyese por caries los dientes de los bebés, estos no podrían alimentarse y ya nos hubiéramos extinguido. Porque antaño o eras capaz de alimentarte a base de raíces o carne cruda o te morías. No existía la opción de «vale, cariño, si no te gusta así, te lo hago puré».

¿Cuál es el factor diferenciador que provoca caries? El azúcar, sin duda. Como hemos visto en el capítulo anterior, el azúcar más cariogénico es la glucosa. Lo acabamos de ver.

En la boca tienen que existir dientes, bacterias y glucosa para que se pueda producir caries. Analicemos la ecuación:

❖ **Dientes:** siempre ha habido y siempre habrá. Este será el valor constante de la ecuación.

❖ **Bacterias:** pero no cualquier bacteria. Las caries las produce el *Streptococcus mutans*, que puede estar presente en la boca de adultos con caries activas y pasárselas a los bebés soplando su comida o limpiando el chupete con su propia saliva, entre otras. O sea que los padres también deben ir al dentista para mantener sus bocas libres de *Streptococcus* y poder dar besos a sus hijos sin miedo a inocular millones de bacterias.

¿SABÍAS QUE...?

Estas bacterias mutaron con el cambio de dieta del *Homo sapiens*. Según un estudio de la Universidad de Cornell, el antepasado de esta bacteria mutó cuando apareció la agricultura. Los superpoderes que adquirió la bacteria fueron la capacidad para digerir o metabolizar distintos tipos de azúcares y la capacidad de matar a otras bacterias de la boca.

¡Eso sí que es renovarse o morir! Incluso, en los restos arqueológicos de dientes no comienzan a abundar piezas con caries hasta el Neolítico y la aparición de la agricultura. El componente estrella de los cereales son los hidratos de carbono, lo que nos lleva directamente al tercer y determinante factor.

❖ **Glucosa:** si no hay glucosa, no hay caries. La glucosa es esencial en nuestra dieta, pero el azúcar añadido no. Si eliminamos de la dieta de nuestros hijos (y, de paso, de la nuestra) el azúcar añadido de los alimentos, nos iría muuuucho mejor. El azúcar natural que contiene la leche materna es la galactosa (lactosa + glucosa), mucho menos cariogénica que otras como la sacarosa (glucosa + glucosa).

Además, el pezón se estira de tal manera que la leche sale disparada en el paladar. No toca los dientes. Aparte de eso, la leche materna tiene inmunoglobulinas que reducen el número de bacterias que producen caries (las ya conocidas *S. mutans*), y ayuda a que se deposite calcio y fósforo en el diente, con lo que lo fortalece.

Algunos dentistas piensan que la lactancia materna disminuye el pH de la boca, y que provoca un entorno ácido que propicia las caries. En este caso, usar el chupete es mucho más peligroso y acidificante para la boca. Cuando el niño succiona el chupete, el nervio que se encarga de dar la orden para preparar ácido en el estómago para diluir la comida empieza a trabajar porque cree que va a llegar comida. Pero no llega nada. Y es precisamente ese ácido el que suele provocar esofagitis y reflujo y disminución del pH de la boca (sobre todo en niños muy chupeteros). Esto significa que el chupete crea un mayor entorno ácido en la boca que la leche materna.

> **!** **La lactancia materna protege a los niños de las caries. No las produce.**
>
> **El azúcar produce caries. Punto pelota.**

Ni se me ocurre aconsejarte si debes o no darle el pecho a tu hijo. Si decides hacerlo, no seré yo quien te diga durante cuánto tiempo hacerlo. Eso es algo entre tú y tu hijo. Lo que sí te digo es que el pecho es mucho mejor que el biberón para el adecuado desarrollo esquelético, muscular y funcional de tu hijo. A partir de ahí, tú decides.

Para las que no puedan o no quieran dar el pecho, os puede interesar el método Kassing. Este método se basa en ofrecer el biberón de manera horizontal, con el bebé erguido (evidentemente con nuestra ayuda). De esta manera, el bebé tiene que hacer más fuerza de succión para obtener la leche, ya que esta no cae por gravedad. No tiene nada que ver con la estampa de sostener al bebé en brazos mientras la leche le cae a borbotones por efecto de la gravedad.

Opciones hay tantas como estilos de maternidad. Lo que no tiene discusión es que lo más saludable para el desarrollo de la boca y los maxilares de nuestros hijos es tomar el pecho.

EL EJERCICIO QUE HACE EL BEBÉ CUANDO TOMA PECHO

Nacemos con la barbilla pequeñita. El ejercicio que hagamos con la mandíbula determinará la capacidad de crecimiento de esta más que los propios genes. Cuando tomamos pecho es el único momento de nuestra vida en el que la mandíbula se mueve hacia delante y hacia atrás de manera simétrica. Este ejercicio, sumado a los movimientos que la lengua tiene que hacer para extraer la leche del pecho, es la mejor gimnasia para todo el aparato masticatorio, ya que estimula el crecimiento de la mandíbula (de la articulación) y aumenta el tono muscular. Una vez que comenzamos con la alimentación complementaria (es decir, a masticar), la mandíbula se mueve hacia un lado o hacia el otro. Por lo tanto, quien no mama no tiene ese estímulo hacia delante. Bueno, bonito y barato.

Si esto no fuera suficiente, el niño que toma el pecho aprende a coordinar la succión, deglución y respiración. Aunque profundizaremos más en la importancia de la respiración nasal en el siguiente capítulo, es vital establecer cuanto antes la respiración por la nariz.

TETE, BIBE Y DEDO

Me costó saber de qué hablaban otras madres cuando se referían al «tete», al «bibe»… Reconozco que a veces soy un poco lenta de reflejos. Pero es que mis hijos eligieron el envase original, y como los hinchas más acérrimos de un equipo de fútbol, no se pasaron a las tetinas artificiales ni para dar descanso a sus padres. No te digo esto en plan «mira qué bien lo hice yo con mis hijos, que solo tomaron teta». Porque anda que no intentamos meterle el chupete y el biberón a mi hija. Cuando Irati nació, en plena crisis de 2009, mi marido estaba en el paro y yo era autónoma. Empecé a trabajar cuando ella tenía 16 semanas. Y no hubo hijo de madre que consiguiera meterle en la boca nada que no fuese la teta de su mamá. Yo le dejaba mi leche a mi pareja para que se la diera, pero solo conseguía que se la tomara con cucharilla, y encima derramaba la mitad. Se supone que dar el pecho es lo ideal, pero para nosotros fue muy estresante. Era muy difícil para mi marido lidiar con una bebé que necesitaba el pecho para alimentarse, calmarse, dormirse… Yo, por mi parte, generé una ansiedad brutal debido a la separación. Si había un atasco o me retrasaba por algo, me ponía realmente mal. Lo que quiero decir con esto es que está genial que existan el biberón y el chupete. Han venido para hacernos la vida más fácil. Pero con

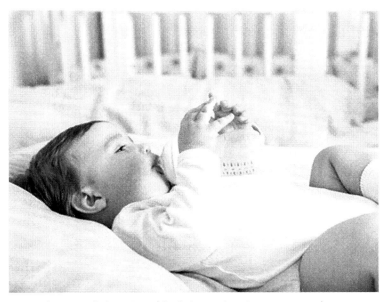

Cuando toma biberón, el bebé no ejercita su musculatura, ya que la leche cae sola.

medida. Lo ideal es que usemos el chupete cuando realmente no podemos calmarlo de otra manera.

Sobre los biberones te diré que fueron diseñados para la leche de fórmula. Por lo tanto, lo normal sería que cuando comiencen a beber leche normal (a partir del año) dejen de usar el biberón y pasen a un vaso o taza. Aunque en la actualidad existen biberones o métodos (como el anteriormente citado Kassing) que, en un intento de simular el pecho, ofrecen cierta resistencia para que el bebé tenga que realizar algún movimiento para extraer la leche (aunque mucho menor que con el pecho), lo cierto es que en la gran mayoría de los biberones la

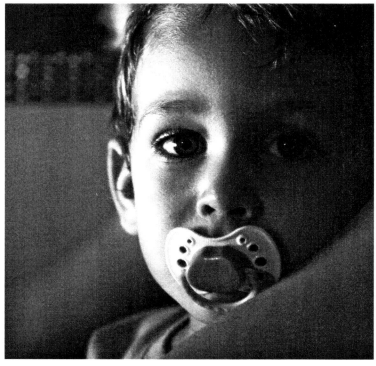

No hay que alargar el uso del chupete más allá de los 2 años.

leche cae por sí sola, por lo que el niño no necesita hacer vacío con los labios ni mover la lengua.

Para más inri (me encanta esta palabra), el niño que mama satisface su necesidad de succión y no suele necesitar ni chupete ni chuparse el dedo. Digo «suele» porque he visto de todo. Con el chupete y el biberón, la lengua se mantiene en una posición más baja dentro de la boca y no estimula el crecimiento del paladar. Además, no contribuye en la instauración de la respiración por la nariz (profundizaremos en esto en el siguiente capítulo).

Seguro que alguna vez habréis escuchado que el chupete deforma la boca. Pues es una verdad como un templo. Además de la mala posición de la lengua, el chupete ocupa un espacio físico entre los dientes que los mantiene separados. Cuando su uso se alarga más allá del año y medio o 2 años provoca mordidas abiertas. Es decir, cuando el niño cierra los dientes solo chocan los dientes de atrás, de modo que delante queda un hueco gigante. Esta situación mejora por sí sola cuando se deja el chupete a la edad que os he dicho (antes de los 2 años). No tentéis a la suerte.

UNOS CONSEJOS SOBRE EL CHUPETE

Si tu hijo usa chupete, no sobrepases el tamaño de tetina de 6 meses, aunque el niño tenga mayor edad. La combinación de ausencia de pecho más chupete y respirar por la boca es, definitivamente, la que tiene todos los números para necesitar un tratamiento futuro de ortodoncia.

Y para que el niño deje el chupete y el biberón:

❖ Hay que ir reduciendo su uso antes de la retirada total. Cuando salimos de casa, por ejemplo, mejor no llevarlo encima.

❖ Se puede invitar al niño a que los envuelva en papel de regalo y que los done a otro niño pequeño, como su hermanito, su primo, vecino, amigo...

❖ Si el niño los usa solo para dormirse, para suplantarlos podemos acostarnos con él, contarle cuentos, mecerlo, cantarle...

Últimamente, el dedo tiene más adeptos que antes. Sabemos que la succión del dedo es algo que hacemos desde que estamos en el vientre materno, pero también es cierto que dentro de la tripa el feto no tiene a su disposición los pechos de su madre. Y es que a lo largo de mi carrera he visto a muchos niños que no han conseguido dejar de chuparse el dedo pasados los 4, los 15 e, incluso, los 30 años. Ver a un bebé chuparse el dedo me genera mucha intranquilidad, lo reconozco. Pero cuando esta costumbre se mantiene en el tiempo es, sin duda, todo un peligro. Por un lado, porque el niño lo lleva puesto a todas horas y, por otro, porque el dedo también va creciendo (al contrario del chupete, que podemos seguir usando el de 6 meses aunque el niño tenga 2 años), lo que provoca un estropicio en la boca mucho peor. El dedo empuja los dientes de abajo hacia atrás y los dientes de arriba hacia delante.

Otra cosa diferente es que los padres usen su dedo meñique para que el bebé succione y se tranquilice en aquellos momentos en los que no es posible darle el pecho. Propioceptivamente, el niño acepta mucho mejor el dedo, ya que la piel les gusta más que la silicona o el caucho, claro. No se me ocurrió cuando Irati era pequeña, cachis…

Esto grábatelo a fuego. El original es el pecho. Somos mamíferos. La mujer tiene pechos desde hace millones de años. El chupete es una imitación que nos hace la vida más fácil a nosotros, no a los niños.

> ❖ **A más estímulos, más crecimiento.**
>
> ❖ **Pecho = crecimiento óptimo.**
>
> ❖ **El biberón no estimula el crecimiento.**

Entonces, ¿tomar el pecho es garantía de que la mandíbula crecerá hasta donde deba? No siempre. Mi hija tomó el pecho casi hasta los 5 años y, aun así, tenía la mandíbula proporcionalmente más pequeñita. Lo que sí que puedo asegurarte es que, si no hubiera tomado el pecho, tendría la mandíbula en el cogote.

Si tras leer estas líneas has decidido que quieres intentar de nuevo dar el pecho a tu hijo, pero ya no tienes leche, ¡no te fustigues! Puedes volver a dar pecho, en exclusiva, aunque lo poco que diste lo hicieras con complementación del biberón. Incluso aquellas madres que han adoptado a sus hijos han podido producir leche y darles el pecho. Me emociono con tan solo escribirlo. Este proceso se llama «relactación» y te traigo unos consejos de Pilar Martínez, farmacéutica, consultora de lactancia y autora de los libros *Lactancia materna. ¡Lo que hay que oír!* y *Destetar sin lágrimas.* No será fácil, pero mientras tú quieras intentarlo existe esa posibilidad.

HE AQUÍ UNA LISTA DE LAS COSAS QUE FAVORECEN LA RELACTACIÓN

❖ Edad del niño: cuanto más pequeño, más fácil será.

❖ Tiempo de interrupción de la lactancia. Si hace poco tiempo que se ha dejado el pecho, será más fácil volver a conseguirlo.

❖ Cuando el niño quiere mamar y, además, lo hace con eficacia, es más fácil conseguir una relactación. Si el bebé ya tenía problemas de succión con anterioridad, costará un poco más.

❖ La confianza de la madre y el apoyo que tenga. Una madre que confía en su capacidad de lactar tiene muchas probabilidades de conseguirlo. Además, necesitará mucho apoyo porque la relactación requiere mucha disponibilidad y piel con piel.

¿Cómo se hace?

❖ Hay que poner al bebé al pecho con frecuencia (cada vez que lo pida o cuando parezca que lo va a pedir). Si se pone al pecho cada hora mejor que cada dos.

- ❖ Dormir con el bebé facilita las tomas nocturnas, que ayudan mucho a la producción de leche por el aumento de la prolactina.

- ❖ No dar biberones ni chupetes ni nada que pueda interferir en la lactancia.

- ❖ Si el bebé necesita suplementos, usar relactador, cucharilla, vaso o jeringa.

- ❖ Practicar el piel con piel con el bebé.

- ❖ Si el bebé no quiere mamar, la madre deberá estimular la producción de leche de forma manual o mecánica.

- ❖ Hay que disminuir poco a poco la cantidad de leche suministrada como suplemento hasta eliminarla por completo.

Yo todavía me maravillo con la lactancia. Me parece mágico que la madre pueda producir el alimento para su bebé, y es que, encima, las características de la leche van variando a medida que el bebé crece para adaptarse a sus necesidades. Me parece la leche, si me permitís la broma. Es mágico, perfecto. Espero que los dentistas dejemos en paz a las madres que quieran dar el pecho de manera prolongada, sin amenazas de presuntas caries.

4

RESPIRACIÓN
(DAR PAÑUELOS A QUIEN NO TIENE NARICES)

"Ya no se me meten los mosquitos en la boca —me dijo la semana pasada una paciente.

—Perdona, no te he entendido. ¿Qué me decías? —le respondí, sabiendo que había escuchado correctamente las palabras pero sin poder darles un contexto adecuado.

—Antes tenía la boca tan abierta que no podía cerrarla más de 5 segundos. Me costaba muchísimo y estaba muy incómoda. Ahora puedo cerrar la boca apenas sin esfuerzo y puedo pasear con tranquilidad sin miedo a que me entren mosquitos en la boca.

Al escuchar esto, me quedé muerta. Uno de los pilares más importantes de mi filosofía de trabajo es precisamente la de establecer o recuperar la respiración nasal de nuestros hijos, pero nunca había conocido a nadie en ese nivel. Me emocioné muchísimo al saber que yo había podido colaborar en que ella disfrutase más sus momentos familiares de paseo.

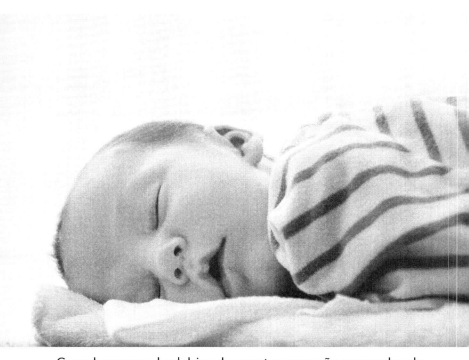

Cuando veamos los labios de nuestro pequeño separados de esta guisa, conviene cerrárselos.

Para respirar debemos contraer el diafragma y expandir los pulmones. De esa manera, debido al cambio de presión entre el aire del exterior del cuerpo y del interior, el aire de la atmósfera entra fácilmente. El 21% de este aire es aproximadamente oxígeno, que en los pulmones se une a la hemoglobina de la sangre. A través de las arterias, la sangre que tiene oxígeno es bombeada por el corazón a todas las células de nuestro precioso cuerpo. Estas células usan el oxígeno para producir energía y liberan a cambio CO_2 (o dióxido de carbono). El CO_2 va de vuelta a los pulmones a través de las venas y se expulsa al espirar.

Así sí, los labios juntitos...

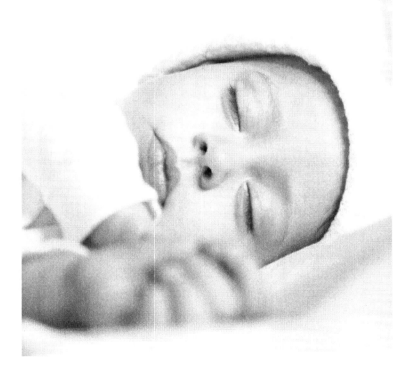

Ahora vamos a hacer una prueba: cierra los labios mientras lees y observa dónde tienes colocada la lengua. Probablemente tengas la punta de la lengua en el paladar, detrás de las palas o paletas (incisivos superiores).

La lengua está formada por la friolera de 17 músculos y tiene una potencia brutal.

> **!** Cuando respiramos por la nariz, los labios han de estar sellados y la lengua arriba. La fuerza de la lengua ayuda a que el paladar crezca en anchura y también hacia delante.

En cambio, para poder respirar por la boca, la lengua tiene que permanecer en una posición baja (abre la boca y observa dónde queda la lengua). El paladar no recibe la fuerza de la lengua y los paladares quedan altos y estrechos, es decir, ojivales, como las catedrales góticas.

Además de ayudar en la expansión del paladar, cuando mantenemos los labios cerrados para respirar los labios crean una pared anterior que impiden que los incisivos o palas superiores sobresalgan de la boca, a modo de Bugs Bunny. El problema de esta situación no es que estéticamente quede feo, sino que quedan muy expuestas, por lo que ante una caída al suelo, el niño puede romperse las paletas con mayor facilidad que si las lleva por la parte de dentro de los labios, como hacemos normalmente.

Por si esto no fuera poco, respirar por la boca reseca las encías, las inflama y sangran con mayor facilidad. La saliva pierde el efecto protector que tiene sobre la caries (los que respiran por la boca suelen tener frecuentes caries entre las paletas de leche).

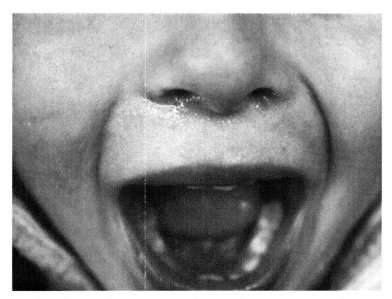

La abundancia de mocos puede significar que nuestro hijo respira poco por la nariz.

Respirar por la nariz tiene innumerables ventajas. Aquí van unas cuantas:

- ❖ Los pelos de la nariz y los mocos atrapan la suciedad y las impurezas (bacterias, virus, polen…).
- ❖ El aire se calienta y se filtra por la sangre de la red de capilares de la mucosa nasal. Estas dos características hacen que una gran cantidad de virus y bacterias no lleguen a entrar en los cuerpos de nuestros hijos y, de esta manera, enferman mucho menos que los que respiran por la boca.
- ❖ La forma de conducto por donde pasa el aire hace que disminuya la presión del aire. De esta manera, habrá un intercambio de oxígeno y anhídrido carbónico más eficaz en el pulmón.

❖ Las glándulas lacrimales están humedeciendo constantemente la parte posterior de las fosas nasales (¿pensabas que producimos lágrimas solo cuando lloramos? Pues no, las producimos constantemente, pero van por dentro a la zona interna de la nariz y humedecen el aire para que el intercambio de gases sea mejor).

❖ La piel interna de la nariz (la mucosa nasal) tiene funciones inmunitarias porque tiene linfocitos T (los policías de la sangre de los que hemos hablado en el capítulo de las caries).

❖ Solo cuando respiramos por la nariz, el aire se mezcla con el ácido nítrico. Este ácido detiene el crecimiento de bacterias y virus y mejora el intercambio de gases en el pulmón.

❖ Las inmunoglobulinas de la lágrima, los linfocitos y el ácido nítrico pueden disminuir alergias y rinitis alérgicas.

❖ La saturación de oxígeno que conseguimos cuando respiramos por la nariz suele ser del 97 %, y cuando respiramos por la boca baja hasta el 92,5 %.

❖ Si se respira por la boca no se hace una buena limpieza de los senos paranasales, por lo que pueden acumularse mocos en los senos frontal, nasal, esfenoidal y mastoideo. Hablando en plata: puede provocar sinusitis, dolores de cabeza, incluso desarreglos hormonales por inflamación del seno esfenoidal, ya que a un milímetro de este seno se aloja la glándula hipófisis, productora, por ejemplo, de la hormona del crecimiento y de muchas hormonas sexuales.

❖ La respiración nasal ayuda a la maduración del sistema nervioso autónomo. ¿Cómo se traduce esto al lenguaje normal? Si respiramos por la boca, los niños tardan más tiempo en tener un buen control de los esfínteres, por lo que se siguen meando mientras duermen.

❖ Cuando respiramos por la boca, hiperventilamos en mayor medida. Esto está asociado al asma y a enfermedades coronarias.

Todos son ventajas. Exactamente como la teta: bueno, bonito y barato.

APNEA EN NIÑOS

El nombre adecuado de este trastorno es SAOS (síndrome de apnea obstructiva del sueño). La doctora Núria Roure, especialista en trastornos del sueño, explica que las apneas no son iguales en adultos que en niños. En niños se habla de «apnea» cuando se produce una parada respiratoria o una disminución del flujo del aire de al menos 10 segundos. Parece mucho, ¿verdad? Se estima que lo padecen 2 de cada 100 niños y que no están lo suficientemente diagnosticados. Digamos que lo que les ocurre es que se produce una obstrucción del camino por donde pasa el aire durante la noche.

¿A qué es debido? Sobre todo a amígalas, adenoides, cornetes y elementos de todo tipo que se ubican en las vías respiratorias y se hipertrofian (aumentan de tamaño), por lo que hacen más estrecho el conducto por donde tiene que pasar el aire.

Al dormir, nuestros músculos se relajan, sobre todo en la fase REM. En esta fase, la musculatura llega a la atonía, o sea, pierde el tono muscular (se desparrama) y dificulta el paso del aire. Cuando solo disminuye el paso del aire se llama «hipoapnea», y en el momento que hay cierre total del paso del aire (oclusión total) se habla de «apnea».

Como las amígdalas (o los adenoides o lo que esté doblado en su tamaño) siguen estorbando de día, son niños que se pasan el día con la boca abierta. Suelen ser ojerosos, pueden tener las narinas (agujeros de la nariz) pequeñas, pómulos hundidos, labio superior corto y labio inferior grande.

Nos debe alertar el ronquido, que es el síntoma principal. Hay padres que no se atreven a reconocer que su niño de 2 años ronca como un adulto de 50. Te dicen que respira fuerte. Si el niño respira con dificultad, al loro: rápido al pediatra y/o al otorrino pediátrico.

Además, el sueño no les resulta lo suficientemente reparador, no es de calidad, tienen más despertares. En consecuencia, veremos niños cansados, aunque no tanto como en los adultos que relatan somnolencia. De hecho, en los niños es más frecuente la hiperactividad, ya que se mueven para no quedarse dormidos en clase.

Esta fragmentación nocturna hace que las fases del sueño estén alteradas y podemos encontrar incluso consecuencias a nivel físico. Por ejemplo, los niños con apneas pueden llegar a tener problemas cardiovasculares, porque el corazón cuando está en parada respiratoria enlentece su ritmo y cuando el niño se despierta tiene que hacer un exceso. También encontramos deficiencias en el crecimiento y, como ya hemos dicho, irritabilidad y alteraciones de conducta.

El diagnóstico se hace por poligrafía respiratoria, ya que es obligatorio cuantificar cuántas apneas hay y cuánta saturación de oxígeno hay en sangre.

El objetivo del tratamiento debe ser, dicho llanamente, que el aire pueda llegar a los pulmones. Será el otorrino quien valore en cada caso qué es lo que estorba y qué hay que hacer al respecto.

Los dentistas, por nuestra parte, podemos ayudar en los casos de hipoapnea, cuando el cierre de la vía aérea todavía no es total.

> **!** **La diferencia entre respirar por la boca o por la nariz es como el día y la noche. Tanto como tener un niño sano o un niño enfermizo.**

Tomar el pecho ayuda a que respiremos por la nariz. Para mamar, los labios sellan el pecho, o sea, hacen el vacío, por lo que al bebé no le queda otra opción que respira por la nariz.

Si tu hijo toma biberón, asegúrate de que mantiene los labios cerrados el resto del día y, sobre todo, cuando duerme. Tócale los labios con el dedo, como si le hicieras un masaje o *tapping*. Esto aumenta la sensación del bebé de que tiene labios, la propiocepción. Si durante el sueño abre la boca, sujétale con tu mano la barbilla, para que aprenda a respirar por la nariz. En niños más mayorcitos, que puedan colaborar, podemos pedirles permiso para colocar un marco de esparadrapo en sus labios. ¡Tranquilas, madres del planeta Tierra! Sé que esto suena a tortura atroz o castigo. Pero nada más lejos de la realidad. Queremos ayudar a nuestros retoños a que puedan beneficiarse de la respiración nasal y crezcan sanos cuanto antes. No hace falta que coloquemos una tira de esparadrapo en los labios de los peques, podemos trazar como un cuadro que enmarca los labios con esparadrapo de papel o unas tiritas con dibujos chulos: por encima, por debajo y en los laterales de la boca. De esta manera, es más fácil mantener los labios cerrados y los niños no se agobian (y nosotras tampoco), ya que los labios no quedan sellados. Repito, este ejercicio es superpotente, pero os recomiendo hacerlo con niños con la suficiente edad a los que podamos preguntar si lo quieren hacer. También es buena idea empezar a hacerlo de día y luego pasar también a la noche.

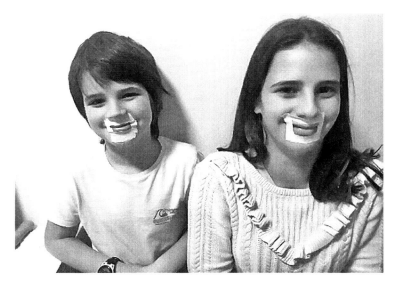

¡No os asustéis! Realizar este ejercicio (por ejemplo, cuando los niños están en casa) es muy efectivo para mantener los labios cerrados y que respiren por la nariz.

> **!** Si notas que cuando le cierras los labios el niño se sobresalta mucho, acude al pediatra.

Un bebé sano tiene la capacidad de respirar por la nariz; de hecho, está diseñado para eso. Si se sobresalta cuando juntas sus labios, puede que no haya suficiente permeabilidad en sus fosas nasales, que no haya espacio para que pase el aire por la nariz. El pediatra y el otorrino valorarán qué hacer en cada caso.

Y lo mismo si el bebé que toma pecho tiene que desengancharse cada poco para respirar. Todo bebé tiene que ser capaz de tragar y respirar a la vez. Si no es así, acude al pediatra.

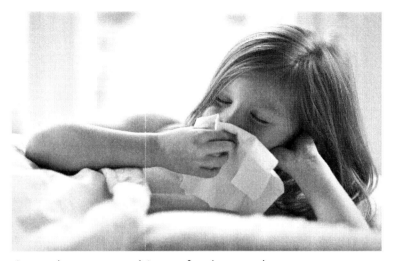

Aprender a sonarse bien es fundamental para mantener limpias las fosas nasales.

PILLOWING O POSTURA PARA DORMIR

Cuando pregunto a mis pacientes en qué postura duermen, normalmente se quedan pasmados, sobre todo porque les sorprende que haya alguna relación entre dormir y la boca. Pero sí que la hay. Te cuento.

Sabemos que, cuando los bebés nacen, sus huesos del cráneo no están totalmente osificados. La naturaleza es sabia y, para que la cabeza del bebé pase por el canal de parto, los huesos de su cráneo tienen que poder moverse un poco y adaptarse.

Los diferentes huesos que componen el cráneo tienen un origen cartilaginoso y se van osificando desde que nacemos hasta los 5 o 12 años, dependiendo de cada hueso.

Volviendo al tema que nos ocupa: si el niño duerme siempre sobre el mismo lado, el peso de su cráneo recae sobre el mismo hueso que va a formar el paladar (el maxilar). Si quieres comprobarlo, haz el gesto de acostarte de lado. Esa parte del pómulo que queda contra la cama queda aplastado durante muchas horas. Cuando alternamos la postura para dormir, no ocurre nada, las fuerzas van alternándose. Pero si siempre dormimos sobre el mismo lado, el hueso maxilar de ese costado quedará más estrecho, lo que puede provocar una mordida cruzada. Este efecto empeora cuando respiramos por la boca. Si mantenemos los labios cerrados, la lengua permanecerá en el paladar (como ya sabemos) y contrarrestará en parte la fuerza del aplastamiento. Si mantenemos la boca abierta, la lengua está abajo y el paladar no recibe el refuerzo de la lengua.

Como ves, todo está muy relacionado. Ya nos lo dicen los pediatras: hay que alternar el lado del que duermen los bebés.

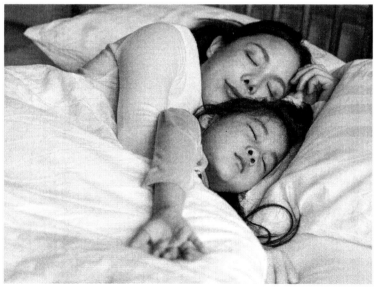

Hay que vigilar que los niños cambien de lado para dormir y que lo hacen con los labios cerrados.

> **!** Si el bebé duerme junto al pecho de su madre, pásalo de un lado al otro de tu cuerpo mientras duerme.

Si duerme en la cuna y mira siempre hacia la ventana o un lugar en concreto, pon su cabecita donde tenía sus pies para que siga mirando hacia el mismo lado pero apoyando el otro lado de la cara.

Además del propio aplastamiento de los huesos del paladar (yo les digo a los padres que es como llevar un aparato todas las noches que comprime el mismo lado del paladar), hay estudios que relacionan el lado habitual de dormir con el lado habitual de masticación. Ya hemos visto anteriormente el riesgo de comer solo por un lado, pero no te preocupes si ya no te acuerdas, vamos a profundizar sobre la masticación en el siguiente capítulo.

5

MASTICACIÓN

(A FALTA DE PAN, BUENAS SON TORTAS)

"¿Por qué lado de la boca crees que masticas? —le pregunté a un niño de 4 años en su primera visita.

—Por aquí —dijo señalándose la garganta. No pude más que comenzar a reír. Sus padres, entre risas, reconocían que ellos tampoco sabían por dónde masticaban. Casi siempre es así. Pocas veces lo saben. ¿Tú sabes por qué lado de la boca comes?

Otra chica que vino porque le dolían las cervicales por culpa de una mala mordida me dijo que su sobrino de 5 años no comía más que purés, galletas con leche y chuches. Tanto el niño como la familia sufrían en cada comida. «Prueba un poquito de carne» le solía decir la abuela. Él lo intentaba, pero no podía evitar las arcadas y comenzaba a llorar desesperado. En este caso, no había ninguna dificultad mecánica para desgarrar la carne. Era totalmente capaz de cortar las gominolas o gomitas de todo tipo con los dientes. Su dificultad radicaba más en el miedo. Si comenzamos a probar texturas diferentes desde pequeñitos, como por ejemplo se hace en el Baby Led Weaning (o alimentación complementaria a demanda), no llegaremos a estas situaciones tan penosas. Esta filosofía se asemeja mucho a lo que se ha hecho toda la vida: ofrecer a los niños comida real, sin hacerla puré. A partir de los 6 meses se le ofrece pero no se le obliga, y siempre entendiendo que esta parte de comida que se le ofrece es la complementaria, ya que la base de la dieta es la leche, sea materna o de continuación.

CONSEJOS

Unos pequeños consejos que nos ofrece la aplicación móvil BLW Ideas App:

❖ Comer juntos

❖ Ser el ejemplo

❖ Respetar lo que él no quiera comer

❖ Ofrecer siempre alimentos saludables y variados

❖ Variar la forma de ofrecer (especies, cortes, recetas)

❖ Involucrarlos en las compras y la cocina

❖ Tener paciencia

❖ No pedirle que coma

- ❖ No distraerle con tele, aviones o pantallas
- ❖ No presionar, ni obligar o castigar
- ❖ No criticar por no querer comer algo
- ❖ No preocuparse por la cantidad
- ❖ No ofrecer un alimento menos saludable solo para que coma algo
- ❖ No negociar (si te comes esto ganas esto)

En los cursos que imparto a otros dentistas es en lo que más insisto: la masticación, la gran olvidada de la odontología moderna. Los dentistas somos los profesionales del aparato masticatorio y no sabemos ni cómo mastican nuestros pacientes ni la importancia que tiene que lo hagan correctamente. De hecho, ni siquiera aprendemos cómo se mastica de forma correcta. Un podólogo sabe cómo caminas, un optometrista sabe cómo ves, pero un dentista no sabe cómo comes…

Recordemos que la boca es una de las partes del cuerpo que más gimnasia o estímulos necesita para crecer. Y ¿cuál crees que es la gran función de la boca? Tiene muchas, evidentemente, pero alimentar nuestro cuerpo para poder sobrevivir es una de las *top ten*, la más importante, diría yo.

Imagínate a dos gemelos idénticos. Uno come papillas y purés hasta los 5 años (puede que te parezca sorprendente, pero haberlos haylos, y más de uno). El otro comienza desde el principio con alimentos enteros, a trocitos pequeños, pero es comida que come el resto de la familia. Si mirásemos a ambos niños a los 5 o 6 años, podríamos observar que las bocas no tienen nada que ver aunque compartan genes. La boca del niño que come triturados será mucho más pequeña que la de su hermano, que come cosas de diferentes texturas y con cierta dureza o consistencia.

> ❖ **PAPILLAS Y PURÉS: no crean estímulos, no hay crecimiento.**
>
> ❖ **COMIDA REAL: requiere más esfuerzo, hay crecimiento.**

Aun así, la dieta actual es muy procesada, no la tuya, sino la de toda la sociedad. Es muy blanda y no proporciona los estímulos necesarios para que las bocas crezcan de forma adecuada para que todos los dientes quepan bien en la boca. Antropológicamente, la dieta de nuestros antepasados sí que era ideal, ya que generaba muchos estímulos, como la ingesta de raíces o de carne cruda, que había que desgarrar con los propios dientes. La evolución ha ido ablandando los alimentos: primero mediante el fuego, y luego ya con el horno, los procesadores de comida (o robots de cocina), e incluso con los cubiertos como el cuchillo y el tenedor (que no se usaron de manera generalizada en Europa hasta finales del siglo XVIII). La era industrial cambió para siempre la alimentación. Y en estos últimos años, que tiramos tanto de batidos, zumos, albóndigas, croquetas…, aún les damos menos trabajo a los dientes. La agricultura en el Neolítico trajo una mutación de las bacterias que producen las caries y la era industrial, ablandando la comida, nos llevó a bocas pequeñas sin espacio para los dientes.

Puede que estés pensando «mi hijo no come solo purés, come un poco de todo». Repasa los platos que más le gustan, ya verás que muchas veces coincide con que la mayoría son blanditos.

Como me dicen algunos padres: «Es más de cuchara que de tenedor». Puede que le gusten las legumbres y evite la carne, entre las frutas opta más por el plátano y nunca ha comido una manzana entera, la pide troceada… Y su plato preferido es el bocata de pan de molde, yogur y colacao con galletas. No voy a hablar del lado nutricional, que ya os podéis hacer una idea de lo que llevan estas comidas (no me atrevo ni a calificarlas de alimento), si no de lo poco que le cuesta a la boca triturar, aplastar o moler un sándwich de pan de molde. Si tuviera un buen lomo ibérico dentro ya sería algo, pero si encima está untado con crema de cacao y avellanas o paté…, *rien de rien*, cero patatero.

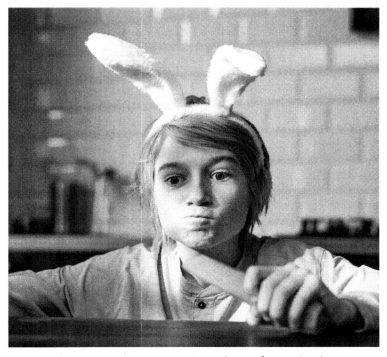

Las zanahorias crudas son un ejemplo perfecto de alimento para favorecer la gimnasia bucal.

Optemos por alimentos sanos (por supuesto), duros, secos y fibrosos. De esta manera nos aseguraremos de proporcionar a nuestros hijos la gimnasia oral necesaria para que crezcan sanos.

Para que a un niño le guste comer cosas duras tiene que resultarle fácil. El cuerpo sigue la máxima de la ley del mínimo esfuerzo. Si desde bebé tiene un buen tono muscular (porque ha tomado pecho), cuando comience con la alimentación complementaria podrá aplastar comida, molerla y tragarla. Cada vez tendrá más destreza y fuerza, y podrá comer chuletón o una zanahoria cruda en breve. Como quien está acostumbrado a hacer ejercicio todos los días. Puede ir al monte, correr, nadar con facilidad y disfrutar de ello. En cambio, si no has hecho deporte en la vida, correr 5 kilómetros te parecerá un infierno. Puede que algún amigo llegue a convencerte para ir a una carrera popular una vez, pero entre el flato y las agujetas no te vuelven a pillar. Las metáforas no son lo mío, pero se ha entendido, ¿verdad?

> **!** El bebé que no ha ejercitado sus músculos con el pecho, preferirá comer cosas blanditas porque se cansa si come alimentos más duros. Y como no tiene suficientes estímulos, no crece. Y como no crece, sigue sin demasiada fuerza. Y así entramos en un círculo vicioso del que no es fácil salir.

Y ¿qué me decís del «se me hace bola»? Esos niños que no pueden desgarrar y moler un trocito de carne y que lo van moviendo y masticando como si fueran una hormigonera. Se les hace bola porque sus dientes (las herramientas para triturar y moler la co-

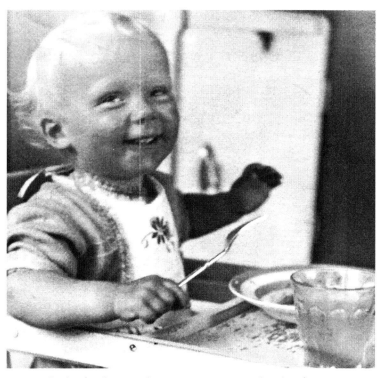

Si a un bebé le damos de comer siempre desde el mismo lado, podemos provocar una masticación unilateral.

mida) están mal. Imaginaos mentalmente un mortero. De estos bonitos, de madera. Hace falta que una superficie roma, redondeada, presione contra otra superficie plana para moler la comida. En los dientes ocurre lo mismo. Algunos dientes son afilados (los colmillos) cuando erupcionan. Estos, junto con los incisivos, son para desgarrar y cortar. Pero las muelas tienen superficies con cúspides y valles que encajan perfectamente con otras cúspides y valles de los dientes que tienen enfrente para crear un movimiento en el que aplastan cualquier alimento. No olvidemos que la boca es la primera parte del tubo digestivo. Si la boca no hace su función de triturar la comida, alguien tendrá que hacer ese trabajo extra. El estómago tendrá que trabajar de más, y es aquí cuando aparecen dolores de tripa y problemas digestivos en niños (y adultos) que tienen mal la boca. Una razón más para tratar precozmente los problemas de malas mordidas cuando las vemos y no esperar a tener todos los dientes definitivos y una gastritis crónica.

> **!**
>
> ❖ **Hay que promover que los bebés empiecen a comer comida en trozos y no papillas y purés.**
>
> ❖ **Deben comer ellos solos para que nosotros no les provoquemos masticación unilateral.**

El riesgo de no corregir una mordida cruzada cuando la vemos por primera vez es que estamos condenando al niño a comer por un solo lado y, en consecuencia, a crecer de manera asimétrica, como vimos en el primer capítulo.

¿Por qué?

Es importante saber que no comemos abriendo y cerrando la boca de manera vertical. ¿Has visto alguna vez comer a una vaca? Yo tengo la inmensa suerte de vivir en un entorno rural, pero en todas las ciudades del país también sabéis cómo comen las vacas, ¿verdad? Y si no, imaginaos a alguien comiendo chicle. Es algo exagerado, pero comemos así, de lado. Al igual que tenemos dos piernas y las vamos alternando para caminar, debemos hacer lo mismo con la boca. Comer a veces por un lado y a veces por el otro. No hace falta que sea bocado y bocado. Lo ideal sería 20 mordiscos por un lado y 20 por el otro. De esta manera, los estímulos se reciben a veces de un lado y a veces del otro, lo que provocará que el crecimiento del cráneo será simétrico (como hemos visto en el dibujo del cráneo del primer capítulo). Los tratamientos para solucionar cualquier maloclusión en niños pequeños (o no tan pequeños) deben ir encaminados a dar la posibilidad de que mastiquen por los dos lados. Si la función es buena, el crecimiento también lo será. El día que los dentistas entendamos esto y dejemos de obsesionarnos por devolver la forma, habremos dado un paso de gigante hacia una salud más sostenible.

EJERCICIO PARA AUMENTAR LOS ESTÍMULOS DE CRECIMIENTO EN BEBÉS Y NIÑOS QUE COMEN MAL O QUE LO HACEN TIPO «PAJARITO»

Vuelvo a repetir que lo ideal es que comamos alimentos duros, fibrosos, secos, pero hay que reconocer que hay niños con poquísimo apetito. Juraría que algunos sobreviven incluso mediante fotosíntesis. En estos casos nos vendrá estupendamente este fácil ejercicio.

Para realizarlo se precisa un elemento que pueda morderse; por tanto, no debe tener filo ni nada que pueda lesionar alguna mucosa (como la lengua, los carrillos o los labios). En la consulta, a mis pacientes les doy palitos de aspiración, básicamente porque los tengo muy a mano, pero como el resto de los mortales no suelen tener estos objetos en casa, podéis usar algún mordedor para niños u otra cosa que sea mínimamente agradable morder (a mí, personalmente, me da muchísima grima morder madera; se me ponen los pelos de punta con solo pensarlo). O sea que si no queréis que muerda un palito de madera, también podéis adquirir un tubo de goma de silicona en una ferretería. Va genial, aunque hay que esterilizarlo en agua hirviendo antes de usarlo.

EMPECEMOS:

1. Para realizar correctamente el ejercicio, el niño tiene que apoyar la cabeza en la pared, o en una silla alta o sofá.

2. Con el niño sentado o de pie, y con la cabeza apoyada, colocamos el tubo de látex entre sus dientes.

3. Entonces, el adulto lo coge como un lápiz y lo va moviendo, poco a poco, para que el niño lo vaya mordiendo con cada diente.

El ejercicio no dura más de 2 minutos. Llevaremos el tubo de silicona del lado derecho al izquierdo y viceversa. El niño, por tanto, solo tiene que ir abriendo y cerrando la boca, mordiendo el tubo con cada diente.

En el capítulo 8 veremos qué ejercicios específicos usaremos según el tipo de mala mordida.

6

DIENTES
DE LECHE

(OJOS QUE NO VEN,
CORAZÓN QUE NO SIENTE)

❝ ¿Cuándo le salieron los dientes de leche a tu hijo? —le pregunté a un padre que había venido a una primera visita con su hijo a mi consulta.

—Yo no tengo dientes de leche, tengo dientes de avena —soltó la criatura.

Todavía me parto de risa cada vez que lo recuerdo.

El Ratoncito Pérez y el Hada de los Dientes deben estar preocupados por la cantidad de dientes con caries que llegan a sus manos. Alguien, en algún momento, dijo que los dientes de leche no son importantes porque se caen… y la lio parda.

Los dientes de leche son una pieza clave del crecimiento, o sea que ¡vaya si importan! Son los dientes con los que el niño ejercitará la boca durante los primeros años de su vida, que es cuando hay más capacidad de crecimiento craneal. Los podríamos com-

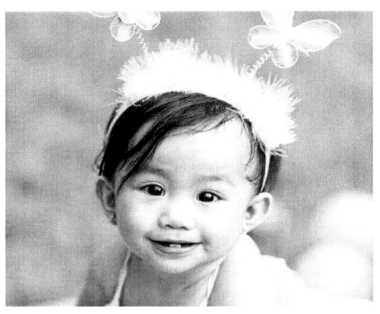

Los primeros dientes que erupcionan son los incisivos inferiores.

parar con los jugadores de un partido de balonmano, o de fútbol si lo prefieres. El partido lo comienzan los jugadores titulares. Entonces, para esta primera alineación, seguramente el entrenador elegirá a sus mejores jugadores. Sabe que es determinante lo que pase en los primeros minutos de juego, ya que el desenlace del partido puede quedar decidido en la primera parte. Si en los primeros veinte minutos, o en la primera parte, los jugadores titulares dejan el encuentro 8 a 0, será difícil perder el partido en el último momento, ¿no crees? Pues lo mismo ocurre en la boca. Los dientes de leche son los que dejan prácticamente decidido el transcurso del partido. Si juegan una buena primera parte (trabajando tanto que logran una adecuada expansión del paladar y la mandíbula), el partido acabará en victoria (todos los dientes definitivos tendrán suficiente espacio y se irán colocando en su sitio). No obstante, si durante la primera parte del partido los jugadores se rascan la barriga más que corren, los suplentes lo tendrán muy difícil para remontar el resultado y lo más probable será que pierdan el partido. En esta magnífica metáfora (ya me vas conociendo), perder el partido significa necesitar aparatos, o incluso que sea preciso quitarnos dientes sanos para poder alinear el resto.

Como ya te he dicho anteriormente, tampoco tenemos por qué sentir como un fracaso que a nuestro hijo le pongan aparatos. No es esa mi intención para nada. A mi hijo Urko lo tuvieron que operar de un ojo, y nunca lo he considerado un fracaso. Antes de operarlo realizamos todas las técnicas habidas y por haber para proporcionarle una buena visión. Y lo pudimos conseguir hasta que llegó el momento de empezar a leer y a escribir. Entonces, comenzó a ver doble y para poder compensar esa diplopía torcía el cuello. Lo operamos y ahora va a mejor. Pero soy consciente de que tendrá que seguir trabajando porque uno de los nervios que le dice a los músculos que se muevan trabaja mal. Y cuando es así, es así y punto. Pero no es lo normal. Lo normal y estadísticamente lo más habitual es que nazcamos sanos y que, con una buena función, podamos crecer bien y prevenir tratamientos innecesarios.

> **!** **Si un niño tiene una caries en una muela de leche, probablemente le moleste comer por ese lado, a la vez que comerá cosas blanditas para que no le moleste y no se le queden alimentos entre los dientes. He aquí un importante riesgo de mordida cruzada unilateral y de tener un cráneo torcido.**

Imagínate por un momento dos corredores de maratón. Uno de ellos entrena con unas zapatillas que le producen heridas en el tobillo. Como le duele correr con ellas, tiene que caminar despacito para que no le lastimen. El otro entrena sin problemas. El día de la gran carrera los dos tendrán unas zapatillas que se ajusten perfectamente sin producirles ningún dolor. Podrán correr sin problemas. ¿Cuál de los dos te parece que estará mejor preparado para ganar la carrera (o para hacer un papel digno)? ¿Cómo lo ves? El que no ha podido entrenar debido al dolor no estará preparado muscularmente, ni tampoco su capacidad respiratoria. Por tanto, se fatigará, le dolerán los músculos e incluso puede llegar a lesionarse. En definitiva, será la primera y última carrera que haga por el mal rato que pasará. (Me estoy dando cuenta de que la gran mayoría de los ejemplos que pongo son de deporte… Trabajo mucho con deportistas y todo se pega.)

Pues lo mismo que les ocurre a estos dos corredores les pasa a los dientes. Si nos duele cuando comemos, comeremos cosas blanditas, puede que solo por un lado, y nuestros huesos, articulaciones y músculos no estarán lo suficientemente fortalecidos y enérgicos cuando tengamos los dientes definitivos. De ahí la importancia de tener un muy buen equipo titular, de entrenar a fondo con los dientes de leche.

A continuación, vamos a tratar un par de temas sobre los dientes de leche que suelen preocupar a las familias.

¿CUÁNDO Y EN QUÉ ORDEN SALEN?

Lo que se considera habitual es que la erupción de los dientes de un bebé se inicie a los 6 meses. Pero, como en todo, cada niño es un mundo y tiene su propio ritmo. Hay niños que con 3 meses y medio ya tienen su primer dientecito y otros que llegan al año sin que asome ninguno. Todo está bien siempre que mantengan el orden de erupción (aunque es cierto que si llega al año y medio de vida sin ningún dientecito, será conveniente una visita al odontopediatra). A grandes rasgos, existe una relación entre el ritmo de aparición de los dientes de leche y los definitivos. Quien anda tarde en los primeros suele hacerlo en los segundos. Pero como en todas las reglas, hay excepciones. Como todo en la vida, para saber que algo va mal necesitamos poder compararlo con algo que sabemos que va bien. Por ello, aquí te comparto una tabla en la que verás la edad media para la erupción de cada diente y el orden de aparición.

Dientes de leche

Dientes superiores	Erupción (meses)	Se caen (años)
Incisivo central	8-12	6-7
Incisivo lateral	9-13	7-8
Canino (colmillo)	16-22	10-12
Primer molar	13-19	9-11
Segundo molar	25-33	10-12

Dientes inferiores	Erupción (meses)	Se caen (años)
Segundo molar	23-31	10-12
Primer molar	14-18	9-11
Canino (colmillo)	17-23	9-12
Incisivo lateral	10-16	7-8
Incisivo central	6-10	6-7

Una razón para ir al odontopediatra es que se altere el orden de erupción. Por ejemplo, que salgan los colmillos antes que los incisivos laterales sería algo poco frecuente, por lo que habría que investigar si hay algo que impide la salida normal de ese diente que todavía no se ha asomado. También nos debe hacer sospechar que la erupción no sea simétrica en el lado izquierdo y derecho. Puede haber una ligera discrepancia, pero no tiene que haber diferencia de meses. Si esto ocurre, de cabeza al odontopediatra.

COMPLICACIONES CON LOS DIENTES DE LECHE

Aunque existe mucha controversia sobre si realmente la erupción de dientes es dolorosa o no, y si provoca dermatitis o fiebre, tengo que decirte que no hay evidencia científica que lo demuestre. En general, yo soy bastante escéptica con la evidencia científica. No porque dude de ella, sino porque del mismo modo que tras un estudio se da por válida cierta tesis, la misma se ponía en tela de juicio antes del estudio. Con ello quiero decir que igual no existe evidencia científica porque aún no se ha estudiado debidamente. Entiendo que con fármacos es otra historia, pero hay procesos fisiológicos que son difíciles de estudiar y sacar conclusiones. Como siempre, lo normal es que no haya síntomas que acompañen a la erupción de los dientes.

Los primeros dientes son muy esperados por los padres; sin embargo, desde los 3 meses hasta que salga el primer diente todos los síntomas tipo babeo, irritabilidad o llanto se achacan a los dientes. Y tampoco es eso. Una vez los padres dejamos de prestar atención, las muelas de atrás generalmente salen sin que nadie en casa se dé cuenta de ello. Un día cualquiera el niño se ríe a carcajadas y descubrimos que tiene muelas. «Uy, pero si no se ha quejado, ni ha tenido fiebre». Vuelvo a repetir, lo normal es que erupcionen sin dolor ni nada más. ¿Que el tuyo tuvo el culete enrojecido cada vez que le salieron los dientes? Así será, nadie te lo va a discutir. Pero no necesariamente tiene que ser así.

 Si vemos a los niños molestos y creemos que puede ser por los dientes, podemos darles algún mordedor fresquito para que el frío calme la inflamación. Y si la molestia no era por eso, por lo menos se habrá divertido un rato.

Sin embargo, sí que hay alguna que otra complicación relacionada con la salida de los dientes que tienen nombre y apellido. Una de ellas es el **hematoma de erupción**, que se produce cuando se acumula líquido en el folículo del diente que va a erupcionar, lo que le da un color azulado a la encía. En general, se soluciona por sí sola, pero si hay casos en el que el tamaño empieza a ser grande, normalmente se practica una pequeña incisión o corte para que drene y el diente pueda erupcionar.

Otra situación diferente son las **perlas de Epstein** o **nódulos de Bohn**, unas bolitas blanquecinas o amarillentas que presentan algunos recién nacidos. Los primeros aparecen en el paladar y los segundos, en la encía. No son dientes. Pero no hay que preocuparse, desaparecen solas en unas cuantas semanas.

Aunque estadísticamente es muy raro (un caso entre 3.500 niños), también hay niños que nacen con dientes (se los conoce como «dientes neonatales»). En este caso, un odontopediatra debe supervisar la evolución del caso y decidir si hay que extraerlos o no. A veces no están formados del todo y molestan, sobre todo al tomar el pecho.

El recambio dentario comienza, más o menos, a los 6 años de edad (si tu hijo aún es un bebé, sé que te costará imaginártelo con 6 años, pero antes de que te des cuenta, ¡zas!, ya lo tienes cursando primaria). Con el recambio, por tanto, se caen los dientes de leche y salen los definitivos. Este recambio se completa cuando salen los segundos molares, más o menos a los 12 o 13 años. Detrás de estos (aunque no siempre y, si aparecen, lo hacen a una edad incierta), salen las muelas del juicio. Cada vez hay más gente a la que no les crecen las muelas del juicio. No es que no salgan, sino que no llegan ni a formarse. Yo soy un ejemplo viviente: de las cuatro muelas del juicio que debería tener, solo me ha salido una y no empezó a erupcionar hasta que cumplí los 35 años. A este proceso en el que no se forman los dientes definitivos se le llama «agenesia» y cada vez es más frecuente. Vamos a estudiarla un poco más de cerca.

LA AGENESIA

La ausencia de un diente definitivo se considera una de las anomalías craneofaciales más frecuentes en el desarrollo humano. La causa es debida a múltiples factores, como genéticos, ambientales, evolutivos... A veces esta ausencia va acompañada de otros dientes con forma cónica o de alfiler. Por suerte, los dientes que con mayor frecuencia suelen sufrir agenesia son los cordales (las muelas del juicio, vaya), seguidos por los incisivos laterales y los premolares.

Estos dientes no tienen otro definitivo debajo que los empuje para que se caigan, por lo que pueden seguir en la boca hasta después de cumplidos los 40 años.

Te explico cómo ocurre este proceso, y verás lo maravilloso y sabio que es el cuerpo humano. Aunque hay mucha gente que no lo sabe, lo cierto es que los dientes de leche sí tienen raíz. Lo que ocurre es que cuando el diente definitivo va creciendo y acercándose a la encía para salir, poco a poco va reabsorbiendo la raíz del diente de leche (un fenómeno que se conoce como «rizólisis»). Por eso, cuando se caen los dientes de leche los vemos tan pequeñitos (no es precisamente porque el Ratoncito Pérez tenga los bolsillos pequeños). Por tanto, cuando debajo de un diente de leche no hay otro definitivo, no se produce la rizólisis y el diente de leche no se cae.

Lo que por desgracia está ocurriendo últimamente es que los dientes definitivos comienzan a erupcionar sin que se hayan caído los de leche. Sobre todo ocurre en los incisivos inferiores. No necesariamente debe convertirse en un problema, pero sí que es consecuencia de un escaso crecimiento mandibular por haber tenido pocos estímulos de crecimiento. Y ¿qué hay que hacer si le ocurre esto a tu hijo? Que no cunda el pánico. Sin prisa pero sin pausa, hay que ir quitándole los dientes de leche. Como el diente definitivo no ha venido por donde debía, no ha reabsorbido las raíces de los dientes de leche. Por eso es posible que estén más duros de lo normal, que no se muevan y que necesites llevar a tu hijo al dentista para que se los quite. Una vez que los dientes definitivos tengan el camino libre, la propia lengua los posiciona en su sitio y tema resuelto.

Si somos capaces de comprar ropa de marca a nuestros hijos aun sabiendo que seis meses más tarde no se la podrán poner, o de comprar un capazo, una cuna, más la cuna de viaje, la Maxicosy, un moisés y una silla de paseo, entre tantísimas otras cosas, cuando además sabemos que con la mitad de las cosas ya nos apañaríamos, por favor, no escatimemos en cuidados para los dientes de leche, pensando erróneamente que no son los importantes.

Porque antes de caerse van a pasar, como mínimo, seis años en su boca. Y eso si se caen, porque, como hemos visto, las agenesias son cada vez más frecuentes.

Nunca te la juegues dejando sin tratar una caries en un diente de leche.

> **!** **Cuida los dientes de leche de tu hijo como el tesoro que son.**

7

ALERTA

(CUANDO EL RÍO SUENA, AGUA LLEVA)

"La pediatra ya nos dijo con 4 años que fuésemos al dentista porque tiene la mordida al revés. Desde entonces, llevamos a mi hija a la dentista cada 6 meses, pero no hace nada y cada vez está peor.

Así me lo contó una madre preocupada, porque habían transcurrido 18 meses de oro en los que ya hubiéramos podido solucionar el problema. La buena noticia es que hoy, ahora mismo, es un buen día y un buen momento para empezar a corregir la boca. Pero si creemos que algo no va bien en la boca de nuestros hijos, llevémoslos a dentistas que trabajan en la prevención como los que puedes encontrar en *www.lossinaparatos.com*.

Si algo va mal y no hacemos nada para resolverlo, irá a peor. Si los dientes de leche están torcidos o en mordida cruzada, los dientes definitivos no saldrán bien por generación espontánea.

A continuación, vamos a definir lo que es normal para cada edad y, en base a eso, podremos detectar situaciones que nos deben alertar. No pretendo convertirte en dentista ni evitar que vayas a revisión. Todo lo contrario. Quiero que tengas toda esta información para que no se te escapen situaciones que hay que corregir cuanto antes. En ese momento llama al odontopediatra o a un ortodoncista preventivo.

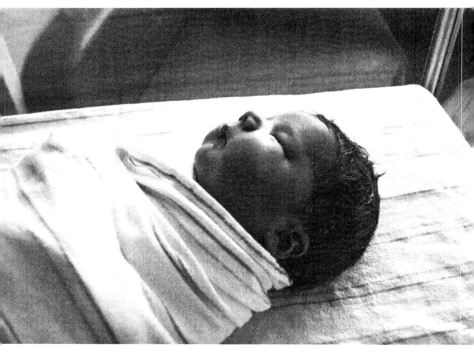

Nacemos con la mandíbula más pequeña y retrasada que el maxilar superior.

Como ya he comentado, nacemos con la mandíbula peque-ñita respecto al maxilar superior. Lo ideal es que hacia los 6 años la mandíbula ya haya crecido y los dientes estén totalmente pla-nos, sin las formas triangulares de los dientes. Sí, el desgaste es normal. Incluso es indicativo de salud. La boca de un niño de

6 años con los dientes con crestas o puntas como el Himalaya nos debe hacer sospechar que algo no está yendo como debe. De nuevo, debemos conocer lo que es normal y un signo de salud para poder detectar lo que no lo es. Muchos padres traen a sus hijos ya adolescentes a la consulta y me dicen: «Ahora tiene los dientes torcidos, pero no te puedes imaginar lo bonitos que eran sus dientes de leche. Todos ordenaditos y juntitos». Lo bonito no es siempre sinónimo de saludable. De hecho, cuando los dientes de leche están juntitos, sin espacios entre ellos, no hace falta ser Nostradamus para vaticinar el caos.

Las características que debe cumplir cualquier boca sana son las siguientes:

❖ Los dientes de arriba tienen que estar por fuera (o por encima) de los dientes de abajo. Como en una caja de zapatos, la tapa cubre o es más ancha que la parte de abajo.

(Cuando esto no ocurre, y los dientes inferiores quedan por fuera de los superiores, se habla de **mordida cruzada**. La mordida cruzada no es el malo de la película porque se nos haya metido entre ceja y ceja a los dentistas. Es mala porque cada vez que una persona come con los dientes cruzados, la fuerza de la mandíbula impacta en su cráneo de forma anómala. No es una tontería. En cada bocado la fuerza que recibe cada centímetro de la boca son unos 20 kilogramos. Cuando estas fuerzas son adecuadas, el cráneo las absorbe y ayuda a que el crecimiento sea normal. Cuando el golpe de la mandíbula impacta al revés, puede provocar tensiones y dolores de cabeza.)

❖ Si miras al niño de perfil, los dientes de arriba tienen que quedar por delante de los inferiores entre 2 y 0,1 milímetros. Cuando nacen, la distancia entre los huesos puede ser mayor. Al tomar pecho, la mandíbula se va adelantando y a los 6 años lo deseable es que tenga los dientes de arriba y abajo casi a la par. Cuando salen las palas definitivas lo harán otra vez con una distancia ideal de 2 mm.

(Cuando el espacio entre dientes de arriba y abajo es excesivo, se habla de **resalte aumentado**. Reconocerás a estos niños porque sus palas sobresalen por fuera de su labio inferior.)

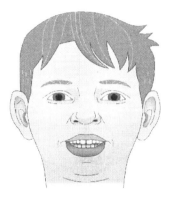 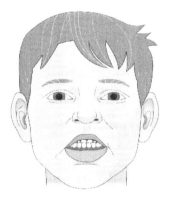

Cuando la mandíbula está demasiado retrasada hay riesgo de fractura de los incisivos.

Cuando sobresalen los dientes inferiores (el niño tiene gesto como de enfadado), lo llamamos «mordida cruzada anterior».

❖ Viendo al niño otra vez de frente, nos fijaremos en lo que los incisivos superiores dejan ver de los inferiores. Lo normal es que los dientes superiores cubran un tercio de los dientes inferiores.

(En ocasiones, las paletas tapan por completo los dientes de abajo, es decir, no podemos ver los dientes inferiores. A esta situación la llamamos **sobremordida profunda**. Son niños que, por lo general, tragan la comida sin apenas masticarla y, por tanto, pueden padecer problemas digestivos o dolores de tripa. La boca solo abre y cierra. En este caso, no hay movimientos laterales que desgarren las fibras y muelan y trituren bien la

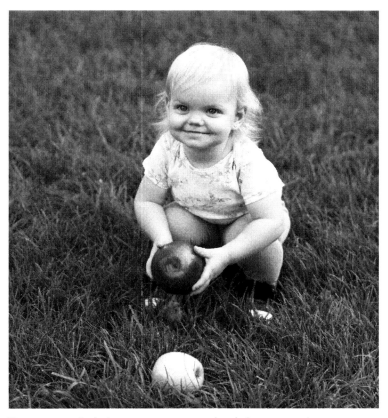

Este gesto de la boca, que recuerda al de una anciana, nos hace sospechar que su mandíbula es demasiado grande.

comida. La situación contraria se da cuando, al cerrar la boca, los dientes de arriba no llegan a juntarse con los de abajo. Esta situación se denomina **mordida abierta** y es muy típica en niños que abusan del chupete o que se chupan el dedo.)

Tras esta última explicación nos podríamos preguntar: «¿Y qué es abusar del chupete?». Dejaremos esta cuestión para el capítulo 9, dedicado a resolver las «dudas de madres primerizas».

> **!** **Si tu niño no cumple con alguna de estas características acude a la consulta de un odontopediatra.**

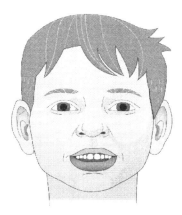

Cuando no vemos los dientes inferiores tenemos «sobremordida profunda».

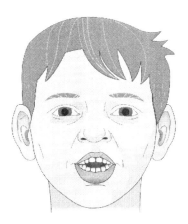

Los niños que usan chupete presentan habitualmente «mordida abierta».

OTROS SÍNTOMAS DE QUE ALGO NO MARCHA BIEN

La mancha blanca

Cuando se trata de los dientes, en general todos tendemos a relacionar el color blanco con la pureza y la limpieza. Pues siento contarte que esa mancha blanquecina que has visto en la parte alta de las paletas de tu bebé puede ser la primera fase de la caries. «¿Pero las caries no eran marrones y feas?» Lo son en una fase más avanzada, pero al inicio comienzan siendo manchas tizosas, blanco mate, que parecen inofensivas, pero ya te digo que más te vale ir rapidito al odontopediatra para controlarla. «Pero ¿se pueden controlar? ¿No hay que empastar sí o sí?» Cada caso es diferente y, por supuesto, tu odontopediatra valorará el tratamiento oportuno. Empastar y listo no es suficiente. Como llevamos repitiendo a lo largo del libro, ante una mala mordida la labor de los dentistas no se debe centrar en presentar una solución de 3.000 euros, sino también en investigar qué ha pasado o no ha pasado para que la boca del niño no se haya desarrollado de manera correcta. Cuando corregimos en modo parche sin haber establecido y solucionado los motivos que nos han llevado a esa mala situación, será cuestión de tiempo que vuelvan a aparecer más caries. Venga, ejemplo al canto. Si tenemos un hombre adulto con cirrosis hepática, se le puede hacer un trasplante hepático y mandarlo a casa con un montón de fármacos, pero no le va a servir de nada si no se le pregunta si bebe alcohol asiduamente, porque si sigue bebiendo en breve destrozará su segundo hígado.

Por tanto, y volviendo a los dientes, de nada sirve aconsejar y presupuestar cuatro pulpotomías, dos coronas metálicas y tres empastes, si el dentista no se ha preocupado antes de investigar y averiguar por qué tu hijo tiene tantas caries. Tras leer este libro tú mismo puedes sacar conclusiones. Si tu hijo presenta caries, analiza su dieta y vuestros hábitos de higiene.

Por tanto, y retomando el hilo principal, ante una mancha más blanca en el diente, visita al dentista. A veces será suficiente con modificar ciertos hábitos nocivos, la aplicación tópica de flúor (se barniza el diente con esa sustancia, como las cremas) y algunos controles periódicos.

Diente negro (o gris)

«¿Y qué pasa si, por el contrario, un diente se pone negro o gris?» Cuando el niño se cae aparatosamente o se da un golpe de esos memorables, enseguida nos daremos cuenta de si se ha roto un diente o de si se ha movido de sitio. Cuando el traumatismo es importante, habrá que acudir sí o sí al dentista. Si el golpe no ha sido tan aparatoso, el diente puede haberse movido un poco dentro del alveolo (el hueso) y haber aplastado los capilares que llevan sangre al diente. En este caso, el diente deja de recibir nutrientes y, con el tiempo, se va muriendo por dentro (necrosando) y se vuelve gris y pierde el brillo. En este tipo de golpes pequeñitos, en el momento no sangran ni se suele ver nada evidente, pero es cierto que al cabo de unos meses podemos observar que la paleta ha perdido brillo y está un poco gris.

Bruxismo

Otra causa para acudir al dentista es que el niño rechine los dientes por la noche. A este rechinamiento se le llama «bruxismo». Este es un tema superdebatido del que probablemente cada dentista te dé una respuesta diferente.

Algo que no debemos confundir con el bruxismo es el desgaste normal y deseable (tu dentista lo puede llamar desgaste fisiológico) de los dientes de leche. ¡Pero si mi hijo de 6 años tiene los dientes superpequeñitos de tanto rechinar! ¿En serio me estás diciendo que esto es normal?» Hemos visto anteriormente que cada edad tiene su normalidad. Que nacemos con la mandíbula pequeñita para poder pasar por el canal del parto, y que tomando pecho y comiendo comida sin triturar, la mandíbula va creciendo hasta que, a los 6 años, los dientes de abajo van a la par de los de arriba. En este proceso, los dientes se deben ir desgastando, y no hay nada de malo en eso. Por lo tanto, puede que veas dientes pequeñitos en la boca de tu hijo, pero no como consecuencia de que rechina, sino de haberlos usado como Dios manda.

Sin embargo, puede que por las noches lo hayas escuchado hacer ruidos superdesagradables, como si tuviera piedras en la boca. En este caso, siento decirte que no hay un único diagnóstico para lo que le esté pasando a tu peque. Por un lado, sabemos que el estado emocional influye en el bruxismo, de modo que puede que de noche el niño haga ruidos con los dientes cuando está dormido porque tiene alguna preocupación o disgusto. En este caso, debemos valorar si el pequeño está pasando por un mal momento, porque ha nacido un hermanito, le hemos reñido, se ha peleado en el cole, etc. Por otro lado, no pocas veces ese comportamiento va acompañado de lo que los dentistas llamamos una «interferencia dental», como cuando tenemos una piedrecita o china en el zapato. Por tanto, como esa interferencia molesta, mientras el niño duerme él mismo intenta solucionar esa traba. Pero hace lo que puede y es muy probable que el desgaste sea asimétrico. En este caso, sí es importante que el dentista elimine esa interferencia. De lo contrario, la fuerza muscular y el crecimiento esquelético serán cada vez más asimétricos.

Puede que también estén alterados otros factores que favorecen el sueño. Aquí te dejo unos consejos de la doctora Núria Roure, psicóloga especialista en alteraciones del sueño para que los niños puedan descansar mejor y puede que de esta manera el bruxismo disminuya.

CONSEJOS PARA MEJORAR EL SUEÑO DE NUESTROS HIJOS

❖ Establecer unos horarios regulares para levantarse y acostarse con unos márgenes de 15-20 minutos.

❖ Establecer 20-30 minutos de exposición a la luz solar a primera hora de la mañana y a última de la tarde.

❖ Comer antes de las 13 h y cenar antes de las 21 h.

❖ Elegir alimentos ricos en triptófano para asegurar un buen nivel de serotonina y melatonina.

❖ Hacer ejercicio, jugar al escondite, saltar, bailar.

❖ Crear una rutina de relajación antes de ir a dormir: un baño, escuchar música, un masaje, meditar...

❖ Controlar las luces de casa. Después del anochecer, evita la luz brillante en las habitaciones. Es momento de luz cálida, que favorece la secreción de melatonina.

❖ Reducir el uso de dispositivos móviles tras cenar y evitarlos una hora antes de acostarse. La luz azul que emiten los dispositivos no permite sintetizar la melatonina.

❖ Usar la cama solo para dormir. Evitar usar en ella el móvil, la *tablet*, etc.

8

EJERCICIOS

(DIME CÓMO ESTÁS Y TE DIRÉ QUÉ EJERCICIO HACER)

" Nadie nos había preguntado nunca por qué lado de la boca come mi hijo. Entendiendo ahora que su problema de mala mordida lo ha producido haber masticado solo por un lado, no se puede solucionar del todo sin fortalecer ese otro lado. ¡Claro, como en el deporte!

Esta paciente, fisioterapeuta y deportista, enseguida entendió la situación cuando le explique por qué la boca de su hijo estaba torcida. Con su conocimiento del funcionamiento del cuerpo humano, supo que ellos tenían que hacer deberes en casa para compensar las fuerzas que entraran a partir de ahora. Una corrección sin ejercicios por parte del paciente no sería tan eficaz. A veces, ese ejercicio es simplemente que cambien de lado de masticación, aunque en otras son ejercicios más específicos.

En este capítulo encontrarás recursos que te pueden servir para fortalecer la musculatura de los labios, para simular la masticación y aumentar los estímulos que recibe la boca para que crezca adecuadamente. Todos ellos puedes llevarlos a cabo sin ningún riesgo de dañar a tu hijo. Pero como con el ejercicio físico, no es lo mismo que un adulto sano vea unas rutinas de ejercicio para mantenerse en forma y las haga en casa sin la supervisión de un entrenador o fisioterapeuta, que un adulto con alguna patología o característica que requiera de ejercicios específicamente diseñados a sus necesidades y que deban ser vigiladas y reevaluadas en el tiempo. Lo que quiero decir con esto es que estos ejercicios son geniales para estimular un poco más la zona bucal o para tener como orientación en la gran mayoría de los casos. Pero en ningún caso podrán sustituir los específicos que te podría recomendar un profesional de la logopedia. Ante la menor sospecha de que algo no va bien, al dentista o al logopeda. A veces hacen falta ambos. Dicho esto, vamos a ello.

Dividiremos estos ejercicios en tres bloques. El primer bloque es para bocas pequeñitas o malas posiciones mandibulares. El segundo bloque, para fortalecer la musculatura labial y favorecer la respiración nasal. En el tercero y último, los ejercicios que dan más movilidad a la lengua y ayudan a tragar bien.

PRIMER BLOQUE. BOCAS PEQUEÑAS O MALAS POSICIONES MANDIBULARES

Como ya hemos mencionado anteriormente, para estos ejercicio necesitaremos un aspirador de dentista o un tubo de caucho o silicona hipoalergénica (desinfectado posteriormente en agua hirviendo). Importante: la cabeza siempre estará apoyada en la pared o en el respaldo de una silla alta.

Mordida cruzada

Si crees que tu hijo tiene mordida cruzada, verás que parece que tiene la boca torcida hacia un lado. En este caso, el problema está en que el niño seguirá comiendo por ese lado y la boca estará cada vez más torcida. El mejor ejercicio de todos es que coma por el otro lado. El ejercicio extra con el tubo de silicona consistiría en dar mordiscos en los dientes que no están cruzados. Si la barbilla del niño está desviada hacia la izquierda, nos conviene que co-

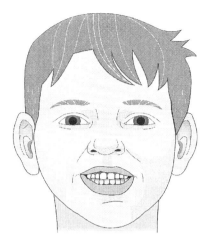

En las mordidas cruzadas podemos observar un desvío de la mandíbula y el mentón.

ma por la derecha para compensar el crecimiento asimétrico. Los mordisquitos del palito también los daremos en el lado izquierdo. Y cita con el dentista. Siempre.

Mucho hueco entre los dientes de arriba y abajo

Si, visto de lado, tiene mucho hueco entre los dientes de arriba y los de abajo, el ejercicio que te propongo es que coma manzanas (enteras, sin partirlas) y bocadillos con pan normal (y sin cortar a cachitos, claro). Todo esto le favorecerá que haga el gesto de adelantar la mandíbula, que es lo que le conviene.

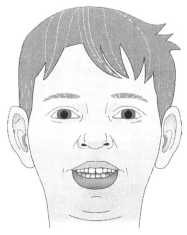

La mandíbula pequeña da sensación de cara de pajarito.

Un ejercicio extra sería, de nuevo con la cabeza apoyada, ponerle un palito de manera transversal entre los dientes (como los caníbales) y llevar el palito de atrás hacia delante. Cuando se llega hasta las paletas no hay que ir hacia atrás dando mordiscos, sino simplemente sacar el palo de la boca y volverlo a colocar en la posición inicial, atrás. La dirección es importante y siempre debemos ir de atrás hacia delante. Y no olvidemos la llamadita al dentista.

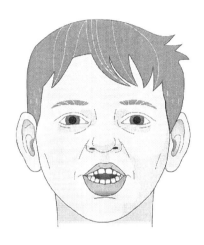

Debemos crear estímulos en los dientes que, de otra manera, no tocan a su antagonista.

Mordida abierta

En caso de mordida abierta hay que eliminar, cuanto antes, cualquier hábito de chuparse el dedo, de llevar chupete o de comer con el biberón. Lo que ocurre aquí es que estos dientes no participan en la masticación, no se enteran de lo que pasa, ya que no llegan a tocarse cuando comemos. Para crear estímulos que puedan llegar a esos dientes y reciban la orden de crecer, tenemos que doblar el tubo de silicona (doble grosor) y que el niño lo muerda. Hay que dar un mordisquito o golpe (abrir y cerrar) en cada diente que no llega a tocar a su compañero de enfrente en situación normal.

Sobremordida

En los casos de sobremordida, como ya se ha mencionado, la mayor dificultad radica en los movimientos laterales. Por lo tanto, deberemos llevar el tubo de izquierda a derecha (o viceversa) a la vez que le va dando mordisquitos con cada diente. En este caso, no nos importa la dirección.

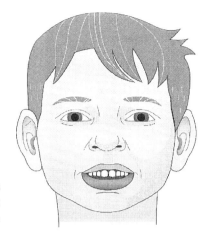

En la sobremordida los dientes inferiores quedan tapados por los superiores.

SEGUNDO BLOQUE. FORTALECER LA MUSCULATURA LABIAL Y FAVORECER LA RESPIRACIÓN NASAL

En cambio, puede que la mayor dificultad de tu hijo sea mantener los labios cerrados y respirar por la nariz. En este caso, deberemos ejercitar el tono de los músculos que mantienen cerrados los labios, los orbiculares de los labios.

Para solucionar estos casos, propongo divertirse un poco y jugar a ejercitar los labios. Puedes hacerlo así:

❖ Jugar a dar besos y hacer pedorretas.

❖ Montar un circuito pintado en un papel para que luego, con una pajita y alguna legumbre (tipo garbanzo o alubia) podamos recorrerlo. Soplando a través de la pajita estamos fortaleciendo la musculatura de los labios. Si vamos aumentando el tamaño del objeto que tenga que recorrer el circuito, tenemos ejercicio para rato.

❖ Inflar globos es otro ejercicio maravilloso.

❖ Inflar y desinflar matasuegras con la nariz sería un ejercicio superpotente si pudiéramos ponerlos en silencio.

❖ Hacer pompas de jabón.

❖ Colocar un espejo debajo de la nariz y empañarlo con el aire que soltamos para luego poder dibujar una flor, un corazón, un gato… ¡Imaginación al poder!

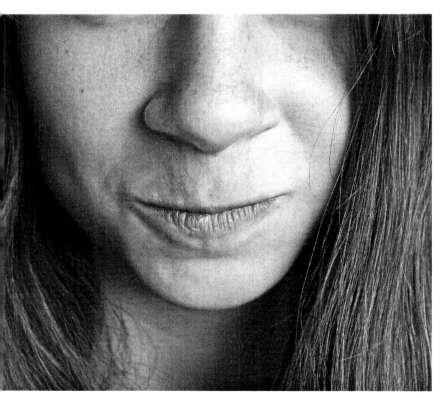

Gesticular aumenta el tono muscular de los labios.

TERCER BLOQUE. EJERCICIOS PARA DAR MÁS MOVILIDAD A LA LENGUA Y QUE AYUDAN A TRAGAR BIEN

Mala deglución

Si es la lengua la que es un poco vaga y no se mueve con la soltura suficiente, la pondremos a ella a hacer ejercicio. ¿Cómo sabremos que la lengua no traga bien? Es probable que el niño tenga la punta de la lengua entre los labios casi todo el día, con la boca entreabierta.

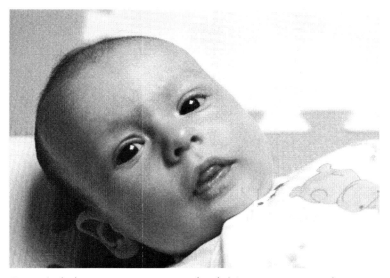

Cuando la lengua asoma entre los labios, cerraremos los labios del bebé para que la lengua vaya a su sitio, arriba.

Generalmente, notamos las consecuencias de una mala posición de la lengua antes que el propio hecho de que traga o mastica mal. Los dientes empiezan a separarse dejando huecos entre los dientes o se abre un espacio entre los dientes de arriba y los de abajo (lo que llamamos «mordida abierta»). Pero habitualmente es el dentista el que se da cuenta. Hay una prueba casi infalible para el diagnóstico de la mala deglución: separa los labios de tu hijo con los dedos y mantenlos separados; luego dile que trague saliva. Si es incapaz de tragar sin juntar los labios, tu hijo no traga bien.

El origen de la posición baja o de la escasa movilidad de la lengua puede ser la **anquiloglosia**, más conocido por «frenillo

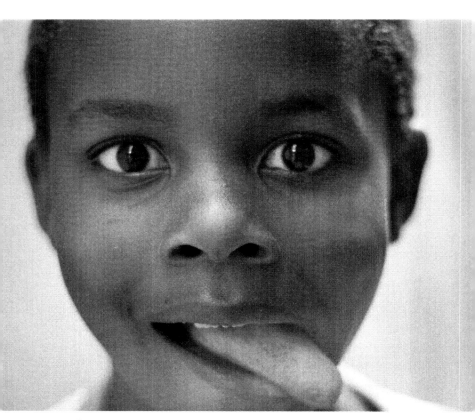

El frenillo sublingual puede impedir que la lengua se mueva bien.

corto». En ocasiones, esta situación puede incluso impedir que el bebé sea capaz de mamar adecuadamente. Si sospechamos que nuestro bebé tiene un frenillo lingual corto, consultemos con el pediatra u odontopediatra para que solucionen el problema. Si se mantiene en el tiempo, la lengua se mantiene baja, no estimula el maxilar superior y las fosas nasales no crecen adecuadamente y el bebé respira por la boca. Entramos en un círculo vicioso del que es difícil salir.

> **!** **En los casos más evidentes de anquiloglosia, la lengua del bebé adquiere forma de corazón o de «v» cuando llora.**

Vamos a por ejercicios que reeduquen la lengua. Por ejemplo:

❖ Hay que colocar un grano de arroz en la punta de la lengua. Luego, llevar la punta de la lengua a la zona rugosa del paladar que está justo detrás de las paletas, y presionar hacia arriba con la lengua y tragar saliva. Una vez se haya tragado, el grano de arroz debe seguir en la lengua. Este es un ejercicio típico para aprender a tragar bien. Cuando la lengua es hipotónica, casi siempre existe una mala deglución, o sea que siempre viene genial. Si resulta muy fácil hacerlo con un grano de arroz, hay que sumar un segundo grano un poco más atrás que el primero. Y así hasta el infinito.

❖ Di a tu hijo que se coloque en el paladar una oblea o un barquillo. Antes de que se dé cuenta se le habrá pegado al paladar. Ahora deberá chascar la lengua hasta despegarla.

❖ Se pueden hacer movimientos de adelante hacia atrás como si la lengua fuera una escoba y estuviera barriendo el paladar.

❖ Sacar y meter la lengua de la boca, haciendo movimientos rápidos.

> ❗ **No sirve con hacer estos ejercicios una vez. Hace falta repetición y disciplina.**

Sin embargo, también se pueden explorar otras vías, como la terapia Padovan, desarrollada por la pedagoga y logopeda Beatriz Padovan. Este método se basa en la neuroplasticidad, que es la capacidad del sistema nervioso para aprender. Con esta terapia se realizan muchos ejercicios con la lengua, los labios y la mandíbula, con lo que se logran resultados óptimos en la adecuada respiración, masticación y deglución atípica. En esencia, la terapia consiste en ejercicios que replican los movimientos de las diferentes etapas motoras del desarrollo. De este modo, se realizan desplazamientos como el arrastre o el gateo, o ejercicios de succión, masticación y respiración.

Otro tipo de terapia que ayuda muchísimo en casos de deglución, además de los logopedas, por supuesto, es la terapia de movimientos rítmicos, basada en la integración de los reflejos primitivos. Si estás leyendo este libro, lo más probable es que tengas niños pequeños y hayas escuchado lo importante que es dejar a los niños en el suelo. Que se arrastren, gateen y aprendan ellos solos a caminar, sin que les demos la mano. Cuando interferimos en este proceso, algunos reflejos primitivos no se integran ni se forman los caminos neuronales necesarios para hacer movimientos voluntarios en etapas posteriores de la vida.

¿Qué tiene que ver esto con la boca? Mucho. No es la primera vez que te lo digo. Todo está relacionado en el cuerpo. La integración adecuada de algunos de estos reflejos asegurará una adecuada función de la lengua y del trigémino. Pero sigue leyendo, todo esto es muy interesante y puede que descubras cosas que te sorprendan.

¿SABÍAS QUE...?

¿Conoces la importancia de los reflejos primitivos? Te lo explico en este extracto de la página oficial de BRMT (Blomberg Rhythmic Movement Training). Al principio, el bebé vive en un medio acuoso dentro del útero materno, donde se desarrolla. Después debe comenzar a vivir por sí mismo. Para sobrevivir viene dotado de unos movimientos automáticos dirigidos desde el tronco encefálico (parte del sistema nervioso que une la médula con el cerebro), que son los reflejos primitivos.

Estos movimientos permiten al bebé descender por el canal del parto o succionar, por ejemplo. No obstante, estos reflejos tienden a desaparecer y a dar paso a movimientos controlados, dirigidos por las partes superiores del cerebro. Si por falta de repetir estos movimientos innatos, los reflejos permanecen activos, habrá una inmadurez neural que afectará tanto a las habilidades motoras como a la percepción y las habilidades cognitivas.

Síntomas que pueden dar los reflejos cuando **no** están integrados:

❖ Dificultades de aprendizaje

❖ Malas posturas

❖ Pobre coordinación ojo-mano

❖ Poco equilibrio y coordinación

❖ Problemas de lateralidad y movimientos cruzados

❖ Enuresis y problemas para controlar esfínteres

❖ Problemas de atención y concentración

❖ Problemas para aprender a dar la voltereta, saltar a la pata coja o montar en bici

❖ Problemas de comportamiento (introversión, timidez o agresividad)

❖ Lenguaje pobre y tardío

❖ Hipersensibilidad a la luz, al tacto y a los estímulos visuales

❖ Mala letra

❖ Hiperactividad

❖ Facilidad para distraerse

❖ Impulsividad

9

DUDAS DE MADRES PRIMERIZAS

(CADA MAESTRILLO TIENE SU LIBRILLO)

> ¿Qué cepillo de dientes nos recomiendas para limpiar los dientes de nuestro peque? ¿Con pasta o sin pasta? ¿Flúor o sin flúor? ¡Ay, Dios mío!, que tengo mil dudas. Hasta ahora, bastante he tenido con la lactancia. Y ahora, de repente, me surgen un millón de dudas —me preguntaba una madre cuando el primer diente asomó en la boca de su bebé.

Me acuerdo del momento en que el test de embarazo me dijo que iba a ser madre. Tras la emoción inicial, se agolparon un montón de dudas. Lo cierto es que, a partir de ese momento, todo son dudas. Creo que esto se prolonga hasta que tienes el segundo, ahí ya empiezas a relativizar. Yo me planté con dos, pero las valientes madres de familia numerosa dan fe de ello. Por eso este capítulo se titula «Dudas de madres primerizas» (no se me ofendan los padres, ¿eh?, que también va para ellos).

Voy a presentarte una lista de preguntas que me hacen en la consulta y que estoy segura de que, por ridículas que te puedan parecer ahora, en su día te llegaron a inquietar (si es que aún no lo hacen). Si hubo gente que se preguntó si se podía hacer la permanente estando embarazada, ¿cómo no te va a preocupar cuándo empezar a limpiar los dientes de tu hijo?

¿CUÁNDO HAY QUE HACER LA PRIMERA REVISIÓN?

Lo perfecto sería que los padres acudieran a la consulta ya durante el embarazo. Si todo va bien, yo aconsejaría hacer una primera revisión antes de los 6 meses. Y definitivamente otra antes del primer año. Todavía me encuentro con muchos niños que no vienen hasta que, a los 7 años, les mandan la carta del PADI (Programa de Atención Dental Infantil). Es excesivamente tarde. Recuerda, más vale prevenir.

¿CUÁNDO SE EMPIEZA A USAR EL CEPILLO DE DIENTES?

La respuesta parece obvia: cuando salgan los primeros dientes, que como norma ocurre sobre los 6 meses de edad. Muchos padres se asombran al saber que hay que comenzar a cepillar los dientes cuando sale el primer dientecito. Es como si dejaran de ser bebés. Debemos tener en cuenta que este momento en el que comienzan a erupcionar los dientes coincide, habitualmente, con el inicio de la alimentación complementaria. Siento ser yo la que te diga que las comidas para bebés tienen más azúcar que pelos suelta un gato. Seguro que ya lo sabías, pero sino, fíjate bien.

Quién no recuerda el impactante estudio de *sinAzucar.org* en el que unas imágenes mostraban el contenido en azúcar (con unos azucarillos) de ciertos alimentos:

- ❖ 50 gramos de cereales de desayuno: 5 azucarillos

- ❖ 30 gramos de Mi primer Colacao: 3 terrones de azúcar

- ❖ Un yogurt para bebés sabor natural: 2 terrones y medio

- ❖ 8 galletas tipo maría: 3 terrones

Y ya no te hablo de otros aditivos, que dan el mismo miedo que el azúcar. ¡Pero si hasta el jamón de jabugo envasado lleva azúcar! Aparte del riesgo para la salud en general que supone el azúcar en nuestros hijos (hay evidencias que relacionan el consumo elevado de azúcares añadidos con riesgo cardiovascular en niños, y por supuesto con la obesidad y la diabetes), los azúcares que consumimos pueden producir caries. Por lo tanto, ¿es importante que le limpies los dientes al niño desde que le sale su primer diente? ¡Sí!

No me vengáis con que no le gusta que les cepillemos. Tampoco suelen querer bañarse, limpiarse el culo, sonarse los mocos… Pero hay que hacerlo, y punto.

¿PASTA CON FLÚOR O SIN FLÚOR?

Sé que este tema levanta muchas ampollas. La evidencia científica dice que el flúor, en contacto con la hidroxiapatita del esmalte, se vuelve fluoroapatita, que es más dura que el esmalte ante las caries. Y aun así existen niños que tienen caries. A pesar de cepillarse siempre con pasta fluorada, de usar colutorios con flúor, de incluso hacerse aplicaciones tópicas (poner flúor directamente en la boca del paciente en unas cubetas, procedimiento que hace el dentista)…, a pesar de todo ello, sigue habiendo niños con caries.

También sé que existen muchos padres a los que no les gusta el flúor y no quieren usar pastas que lo lleven. Esos padres no van a comenzar a usar flúor por que el dentista se lo diga. Hoy en día los padres tienen toda la información a golpe de un clic. Generalmente ya vienen con una opinión formada respecto al flúor. Si lo que el dentista les dice coincide con sus creencias y modo de vida, genial.

Lo que yo te puedo decir es que el flúor protege el diente de la caries, y que la neurotoxicidad que se le atribuye no está registrada en ningún estudio científico.

¿No quieres usar flúor? Nadie te obliga. Pero pon especial atención en lo que entra por la boca de tus hijos y extrema la higiene. Te dejo una lista de alimentos que de forma natural aportan flúor a nuestro organismo.

ALIMENTOS QUE APORTAN FLÚOR AL CUERPO

❖ sardina	❖ pollo	❖ patata
❖ salmón	❖ gelatina	❖ naranja
❖ bacalao	❖ lechuga	❖ cebolla
❖ marisco	❖ espinacas	❖ cereales integrales

El diente viene preparado de serie con una estructura de dureza increíble. Ya os he compartido que parte de mi filosofía es que lo normal es estar sanos. Cuidemos la dieta para que no nos lleguen tantos azúcares, para que la inmunidad natural del diente sea excepcional y lavémonos los dientes tres veces al día, con hilo dental y adecuadamente.

Yo comparo el efecto del flúor, salvando las distancias, con la pastilla del colesterol. ¿Hay evidencia científica de que tiene buenos resultados? Sí. ¿Hay gente que sin ella tiene un nivel óptimo de triglicéridos en sangre? Por supuesto. ¿Te libra de tener el colesterol alto? No, si no llevas una adecuada dieta y haces ejercicio.

En el camino a hacernos responsables de nuestra propia salud, creo que el poder lo tenemos nosotros. La especie humana ha vivido millones de años sin flúor añadido y sin cepillo. ¿Qué era diferente? ¿La dureza de nuestro esmalte que con la evolución es más blanda, de otro material? No. La diferencia es la dieta. Pongamos énfasis en la dieta. Que sea por ahí por donde empecemos. Y para quien tenga anomalías de esmalte, alta incidencia de caries, o sin más quiera utilizar esa pasta, fantástico. Para eso está el flúor.

En los años que llevo en la consulta he visto que, a veces, el flúor da una falsa seguridad a los pacientes. Como ya usan flúor, no cuidan otras cosas. Se limpian los dientes con pasta fluorada pero, a los 5 minutos, se llevan un chicle o un caramelo a la boca para no marearse en el autobús escolar. O se toman una galleta y adiós al flúor…

¿QUÉ ME DICES DEL FRENILLO DE LA LENGUA? ¿HAY QUE QUITÁRSELO?

Depende, como todo en la vida.

El frenillo lingual es un pliegue que une la base de la lengua con la punta. Cuando es excesivamente corto, grueso o se inserta prácticamente cerca de donde van a salir los dientes, impide que la lengua pueda moverse adecuadamente. Esto puede provocar dificultades para mamar, hablar o comer. Además de todo esto, la lengua permanece pegada al suelo de la boca, en una posición baja, lo que no favorece al crecimiento del paladar (como hemos visto anteriormente).

Existen unos test que nos dirán si el frenillo es patológico o no (como el Hazelbaker, test de la Lengüita). Es típico que cuando el bebé llora, la lengua no pueda subir y la parte superior de la lengua queda con forma de corazón en vez de redondeada.

Ante la sospecha de que tu bebé no mama bien, acude al pediatra, matrona y/o asesores de lactancia para que te orienten y, tras un adecuado diagnóstico, corten o no el frenillo.

SI SE DA UN GOLPE EN EL DIENTE Y SE LE CAE, ¿LO RECOJO PARA QUE SE LO VUELVAN A COLOCAR?

Cuando un diente de leche sale de su alveolo como consecuencia de un golpe, no se reimplanta. Habría riesgo de lesionar el germen del definitivo que ya está formándose en la zona de la raíz del temporal. En cambio, en los definitivos sí. He colocado algún diente que ha pasado la noche en el frigorífico tras un mal golpe en un partido de fútbol. En estos casos, lo ideal es guardar el trozo de diente o diente entero en saliva o leche y llevárselo al dentista para que lo vuelva a colocar. Recuerda: los de leche no, los definitivos sí.

¿CUÁNDO LE QUITO EL BIBERÓN?

La leche de continuación (que es la que se supone que se toma en el biberón) está pensada para un año. Por lo tanto, biberón hasta que cumpla un año y a partir de ese momento (como tarde) que comiencen a beber en vaso o taza.

¿HASTA CUÁNDO PUEDEN USAR CHUPETE?

No es conveniente abusar del chupete en ningún momento. No es un tapón que le pondremos en la boca a nuestro hijo cada vez que la abra. Dejémosle expresarse, llorar, reír… Yo opino que el chupete debe ir fuera al cumplir 1 año, 2 como mucho. Partimos de la base de que el chupete es un **sustitutivo** para satisfacer la necesidad de succión del niño (puedo llegar a ser muy cansina con este tema). En un mundo ideal, en el que las bajas maternales fueran de mínimo dos años y el pequeño tuviera a mano (a boca) el pecho de su madre cada vez que quisiera, no veríamos a tantos niños con chupete. Pero la realidad es que damos el chupete a los niños cuando lloran, para dormir, cuando quieren mimos… El chupete es un objeto extraño que pasa horas en la boca de nuestros hijos. Por un lado, no crea los suficientes estímulos para que la boca crezca. Por otro, hay una tetina entre los dientes que les impide que se junten. Cuando el niño tiene el chupete en la boca, la lengua está mal colocada. Siempre. Y recuerda que ya hemos hablado de la potencia muscular que tiene la lengua.

Resumiendo, el chupete sí deforma la boca de los niños. A partir de los 2 años debe desaparecer de su vida. La buena noticia es que los niños son extremadamente agradecidos y cuando desaparece ese objeto extraño de la boca, los dientes tienden a juntarse y las mordidas abiertas se cierran. Pero no tientes a la suerte. Cuando usamos el chupete más allá de los 2 años suelen aparecer más problemas.

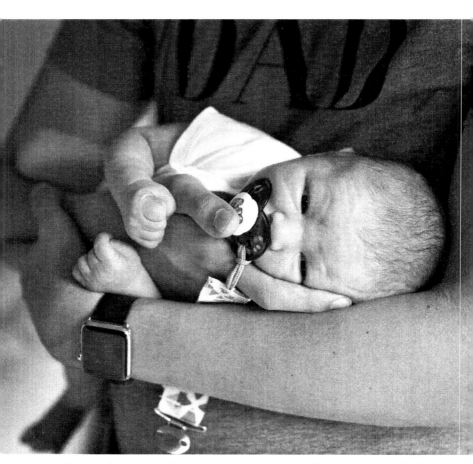

Recuerda que el chupete no es un tapón. No abusemos de él.

CONSEJOS PARA QUE SEA MÁS FÁCIL DEJAR EL CHUPETE

❖ No hacer barra libre de chupete. Que sean los adultos los que se lo den cuando no se pueda calmar de otra manera. Si se lo dejamos prendido de la ropa, lo usará en muchas más ocasiones.

❖ Utilizar modelos de chupete que sean delgaditos en la parte del cuello.

❖ No cambiar de talla aunque el niño crezca. Usar siempre el más pequeño para que el espacio que ocupa en la boca sea el menor posible.

¿Y QUÉ PASA CON CHUPARSE EL DEDO?

Ya lo hemos hablado en capítulos anteriores y, aunque los bebés succionen el dedo desde la barriga de sus madres, a mí me entra miedo. No lo puedo remediar. Si vemos que quiere succionar, ofrezcamos el pecho. Como en todo, en la medida está la virtud. Tened en cuenta que cuesta mucho quitar ese hábito. Los chupetes se entregan a Santa Claus o a Papa Noel, pero el dedo no puede cortarse, por lo que se viven verdaderos dramas por este mal hábito. Chuparse el dedo es como llevar un aparato que empuja hacia fuera los dientes de arriba y tumba hacia dentro los dientes de abajo. Además de deformar por completo

el paladar. Alguna madre me ha confesado que ella, a los trein-
ta y pico, todavía se chupa el dedo.

¿DEBO PREOCUPARME SI MI HIJO DE 12 MESES TODAVÍA NO TIENE NINGÚN DIENTECITO?

Aunque lo habitual es que el primer diente salga sobre los 6 meses, hay niños que con 4 meses ya tienen sus primeros dientes,
mientras que otros no comienzan con la erupción hasta pasado
el año. Como en todo, la norma y el percentil son estadísticas. No
sufras. Cada uno tiene su ritmo, que no es ni mejor ni peor que
el del vecino. Lo que no nos gusta tanto a los dentistas es que haya cambios en el orden de erupción de los dientes, tanto de los de
leche como de los definitivos. Los primeros en salir suelen ser los
incisivos centrales inferiores; luego, los incisivos superiores centrales; después, los laterales superiores y, tras ellos, los laterales
inferiores. Este orden no es el mismo en los definitivos.

Te recuerdo que en el capítulo 6 tienes un gráfico que detalla
el momento en que sale cada diente. Recuerda que los tiempos
son orientativos.

¿CEPILLO ELÉCTRICO O MANUAL?

Aunque sea más fácil limpiarte bien los dientes con cepillo
eléctrico que con un cepillo manual, conviene que los padres
aprendamos a limpiar bien los dientes a nuestros hijos con cepillos manuales. Los estragos que se cometen contra el planeta
Tierra para obtener el litio de las baterías de los cepillos eléctri-
cos bien merecen la pena.

¿A qué tenemos que prestarle atención?

- ❖ Nos colocamos detrás del niño.

- ❖ Levantamos bien el labio superior.

- ❖ Llevamos el cepillo con poquísima cantidad de pasta hasta el último diente.

- ❖ Colocamos el cepillo donde se unen la encía y el diente.

- ❖ Hacemos movimientos circulares, como masajes.

- ❖ Barremos hacia abajo.

- ❖ Lo mismo por fuera, por dentro, arriba y abajo.

- ❖ Escupimos y no nos enjuagamos.

Sea cual sea el cepillo que usemos, lo tiene que usar el adulto para limpiar adecuadamente la suciedad.

10

PASEMOS CONSULTA

(PREGUNTANDO SE LLEGA A ROMA)

" ¿También es importante saber si nació de cesárea o con fórceps?

He aquí una duda que me preguntan muchos padres.

Las primeras visitas de los pacientes que vienen a mi consulta son bastante largas. Me paso más de media hora hablando con los padres (y bromeando con los niños cuando tienen suficiente edad para ello). Les pregunto muchas cosas. Cosas que en principio poco o nada tienen que ver con cómo le salgan los dientes. Pero para mí son importantes y se las pregunto.

Aquí os dejo unas cuantas preguntas que suelo hacer a mis pacientes.

¿CÓMO FUE EL PARTO DE TU HIJO?

Hay dos cosas importantísimas en el parto: si fue vaginal o cesárea y si necesitó ayuda de instrumental (fórceps o ventosa).

En una cesárea, el bebé no pasa por el canal del parto y no hay una limpieza de las vías respiratorias del niño, ya que al pasar por ese conducto se hace como un ordeñamiento de limpieza de las vías aéreas. Al nacer por cesárea es frecuente que los pediatras usen sondas para limpiar las fosas nasales. Con ellas es fácil inflamar la mucosa nasal y que el niño comience a respirar por la boca. En este caso, será de vital importancia la lactancia materna, para que la respiración vuelva a ser por la nariz.

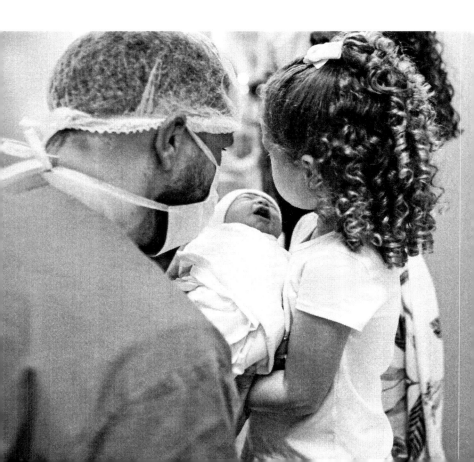

Cuando se usan los fórceps o la ventosa en el parto, hay una aplicación de fuerzas en el cráneo. Esto crea tensiones en el crecimiento de su base. Los huesos donde están alojados los dientes superiores forman parte del cráneo. Y la mandíbula está muy relacionada con los huesos temporales (cuya rotación puede verse alterada con los fórceps). Lo más frecuente es que pueda darse una torsión o flexión en la unión de dos huesos de la base del cráneo, esfenoides y occipital. Si tu bebé no ha tenido un parto vaginal sin instrumental, lo ideal es acudir al osteópata.

EN CUANTO AL DESARROLLO PSICOMOTRIZ: ¿TU BEBÉ HA REPTADO O GATEADO LIBREMENTE?

«Eider, no mezcles churras con merinas. ¿Qué tendrá que ver si el niño se ha movido libre él solito o si lo hemos ayudado con andadores y ha pasado directo a corretear?» Pues mucho. El cuerpo es uno y todo está relacionado. El adecuado desarrollo neurofuncional es indispensable para que tengamos buenas funciones orales; para que traguemos bien sin meter la lengua entre los dientes, para elaborar patrones adecuados de masticación, respiración y posición de la lengua, posición del cuello y la cabeza, equilibrio. Cuando nacemos tenemos unos reflejos innatos de supervivencia, como el de búsqueda del pezón. A medida que vamos creciendo ya no necesitamos esos reflejos. Al repetir una y otra vez ciertos movimientos, vamos creando conexiones entre neuronas que, a su vez, erigen autopistas neuronales entre las diferentes partes del cerebro: protuberancia, ganglios basales, corteza cerebral, neocórtex... Realizar los movimientos de arrastre y gateo (y muchos más) son imprescindibles para que se creen buenas autopistas neuronales y podamos integrar reflejos necesarios cuando somos niños, pero que tienen que desaparecer cuando crecemos, como el reflejo de succión. Resumiendo, un niño que no ha hecho su proceso de aprendizaje de movimiento puede no integrar adecuadamente los movimientos de la lengua. La capacidad de desdoblar los movimientos del cuello y los de la boca también viene dada por realizar este proceso psicomotriz de manera adecuada. ¿Por qué es importante que podamos usar de manera aislada los músculos del cuello y los de la boca? Para que no existan tortícolis, dolores de cuello, bruxismo, desviaciones mandibulares, etc. Aunque se nos haya olvidado que el cuerpo es uno, todo está íntimamente relacionado. Además de para prevenir malas mordidas y problemas musculares, tu hijo tendrá una mejor capacidad de pensamiento abstracto, memorización y cálculo matemático (entre otros), si no nos metemos en su desarrollo psicomotriz y no le ayudamos con la mano para andar. Ya lo hemos visto en el capítulo 8 de los ejercicios.

El niño que gatea controla mucho mejor su cuerpo y aprende a caerse. Los niños que no gatean se caen más y sufren de más traumatismos o fracturas de dientes por caídas.

¿TIENE TU NIÑO DIGESTIONES PESADAS O TIENE REFLUJO?

Hay niños que sufren continuos dolores de tripa, problemas de estreñimiento o diarrea. No todo está relacionado con la boca, por supuesto. Pero la boca es, sin duda, la puerta del tubo digestivo. Retomemos a esos niños a los que la comida se les hace bola. En estos casos, bien porque no tienen la necesaria fuerza masticatoria por falta de entrenamiento, o bien porque tengan la boca mal (por ejemplo, cuando los dientes de arriba cubren por completo a los de abajo —sobremordida—), la boca del niño prácticamente se limita a abrirse y cerrarse. Lo que ocurre en su interior es que, al masticar, exprime la salsilla a la carne, por lo que el resto de comida más sólida se convierte en una bola seca imposible de tragar. No obstante, si el niño consigue la misión imposible de tragarse esa bola (recordemos que la boca no ha conseguido triturar, moler ni salivar adecuadamente ese alimento), la bola pasa al estómago casi tal cual se la ha llevado a la boca. Por tanto, el estómago tendrá que hacer un trabajo extra o, por el contrario, la absorción de los alimentos en el intestino será mucho peor. En los casos de niños con mandíbula pequeña en los que no pueden cerrar los labios y respiran por la boca, con respiración oral, la información que recoge uno de los nervios de la lengua (nervio vago) no es buena. Este nervio se encarga, entre otras cosas, del movimiento ondulante (peristaltismo) del estómago. Cuando se irrita, el estómago empieza a moverse porque cree que viene comida, y enseguida empieza a producir ácido. Esto puede desembocar en gastritis o úlcera estomacal.

Solución: si nos parece que nuestro hijo no es capaz de masticar bien, llévalo al dentista (del mismo modo que si te parece que las ruedas de tu coche no están bien, lo llevarías al mecánico). Si de 20 dientes solo contactan 4 (ocurre muy a menudo), es imposible triturar bien la comida. El dentista, con equilibrado oclusal, conseguirá que froten todos los dientes y la paz retornará a la mesa familiar.

¿SE QUEJA DE DOLORES DE CABEZA?

Pensamos que las migrañas y las cefaleas son cosas de adultos. Afortunado tú, porque si así lo crees significa que ni tú tuviste migrañas de niña ni tus hijos las sufren. Siento decirte que muchos niños sufren dolores de cabeza cuyo origen se sitúa en la boca.

Vuelvo a repetir que no todo es de la boca. Pero existen test que un dentista con formación en posturología (como los que puedes encontrar en *www.lossinaparatos.com*) puede hacerte para saber si esos dolores vienen o no de la boca.

Hay **dolores de origen muscular**. Imagínate, por ejemplo, a un niño que tiene la mandíbula desviada hacia un lado o hacia delante. Haz ahora ese gesto de torcer o adelantar la mandíbula mientras lees. En serio, hazlo. Si mantienes esta postura durante 10 segundos seguro que empiezas a notar la tensión en el cuello, delante de los oídos (a esta zona la llamamos ATM, que significa articulación temporomandibular). Pues ahora imagínate estar todo el día en esa postura.

El **dolor también puede ser articular**. En la ATM, tenemos una articulación parecida a la rodilla. Tenemos claro que una rodilla le puede doler tanto a un adulto como a un niño, ¿verdad? Pues lo mismito en la boca. Si masticamos siempre por el mismo lado (recuerda que lo ideal es ir cambiando de lado para que crezcamos simétricos y armoniosos), la articulación del lado por el que comemos estará dolorida. Paséate un minuto a la pata coja y verás… Lo has adivinado, ocurre lo mismo en la ATM. Es importante recordar que en algunas malas mordidas es imposible físicamente comer de forma alterna, o sea que esto se convierte en otra gran razón de peso para solucionar las malas mordidas cuanto antes y no a los 14 años (con dientes definitivos). Si quieres ahorrarle dolor articular a tu hijo, corrige su boca cuanto antes.

Para acabar con el bloque de migrañas, el **dolor también puede ser neurológico**. El nervio por excelencia que recibe la información del aparato masticatorio es el trigémino, y cuando lo irritamos, se puede poner muy tonto y provocar migrañas, vértigos, etc. Palabras mayores.

¿TIENE PROBLEMAS DE VISIÓN?

Esta pregunta te podrá parecer de ciencia ficción, pero si lo piensas un poco tiene mucho sentido. El maxilar superior, donde están los dientes superiores, llega hasta la base de las órbitas oculares. Por tanto, una asimetría en el crecimiento de uno de los maxilares conllevará que un ojo esté más alto que el otro (recuerda el dibujo del cráneo asimétrico que hemos visto al inicio del libro). Eso se traduce en trabajo extra para enfocar y para tener una buena convergencia. Además, el nervio de la

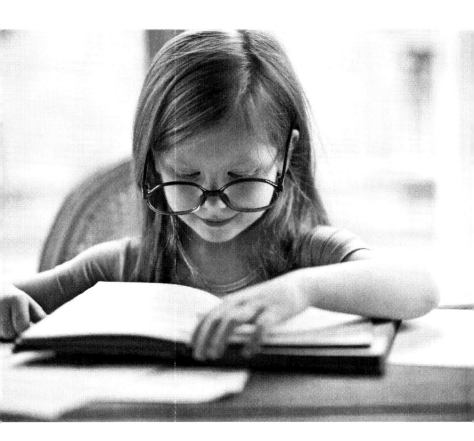

boca y el que mueve los músculos oculares salen tan juntos del cerebro que la anomalía de uno de ellos afecta al otro (el maravilloso mundo de la neurofisiología). En el camino inverso, por ejemplo, tenemos el caso de mi hijo. El estrabismo de su ojo izquierdo provocaba que tuviera que torcer el cuello para enfocar bien las imágenes. Al torcer el cuello, giraba también la boca para compensar y estar cómodo, y claro, muchas veces se quejaba de dolor en la ATM. En este caso, no hubo que hacer nada en la boca. La intervención fue en el ojo y el resto se ha ido solucionando por sí solo.

¿TIENE PROBLEMAS EN LA PISADA O EN EL APOYO PLANTAR?

Está pregunta aún descuadra más a mis pacientes. El ojo está cerca de la boca y, vale, entienden rápido la relación, pero cuando les pregunto por los pies se quedan a cuadros. «¡Pero qué diantres tendrá que ver los pies con la vista!» Pues mucho. Con la pregunta de la vista he puesto el ejemplo de mi hijo; pues con la de los pies voy a poner el de mi hija. La mandíbula de Irati empezó a desviarse poco a poco. El día que me di cuenta casi me caigo de la silla. Para mí fue como si en un solo día hubiese pasado de estar bien a estar torcida. El refrán de «En casa de herrero, cuchillo de palo» se me apareció frente a mí con luces de neón. Como se ve que con los de casa cometemos todos los errores habidos y por haber, yo no iba a ser menos, de modo que empecé a tratarle la boca sin hacerle los test de los que te he hablado para saber de dónde provenían las tensiones del cuerpo y, por tanto, por dónde había que empezar a trabajar. A Irati le estuvimos tratando la boca sin que se le enderezara la mandíbula hasta que a su santa madre se le encendió la bombilla.

En resumen, mi hija tenía un pie hacia dentro (valgo orgánico). Como hace gimnasia rítmica y se pasa el día bailando y correteando cual cisne, la tensión que generaba ese pie «torcido» contracturaba toda la cadena muscular que va desde el pie hasta la mandíbula. Para solucionar el problema le quitamos el aparato, le pusimos plantillas y *voilà*: tema solucionado. Sí, Irati es mayor que Urko. Aprendí la lección.

¿TIENE DIFICULTADES EN LA AUDICIÓN U OYE RUIDOS EN EL OÍDO?

La ATM, o articulación temporomandibular (la articulación donde se juntan mandíbula y el cráneo), físicamente está delante del conducto auditivo externo (CAE). Una posición más retrasada de la cabeza de la mandíbula puede presionar el conducto y producir molestias, incluso que la audición se vea afectada con los movimientos que hacemos al comer o al hablar. Por otro lado, el nervio que recoge la información del oído y de la ATM es el mismo, por lo que los problemas de una de las partes pueden afectar a la otra a modo de ruidos o pitidos.

La respiración oral también puede llevar a que las trompas de Eustaquio se llenen de moco y no escuchemos bien. Al no haber una diferencia de presión entre fuera y dentro del cuerpo, no se da un adecuado barrido de los mocos y pueden aparecer problemas en la escucha. Cuando de pequeños este proceso se mantiene en el tiempo, el niño puede no diferenciar bien las consonantes que son parecidas fonéticamente. En las gráficas de una audiometría existen consonantes que se encuentran cerca entre ellas (o sea, que son parecidas para el oído). Si tu hija se pasa la mitad de su infancia con los oídos taponados porque respira por la boca, puede que tenga dificultades a la hora de aprender a escribir. Como no es capaz de diferenciar las consonantes cuando las escucha, cuando intenta escribir las mezcla.

¿HA SUFRIDO ACCIDENTES O CAÍDAS IMPORTANTES?

Por supuesto, un mal golpe en un diente de leche puede tener consecuencias en los dientes definitivos. Ya he dicho en el capítulo anterior que, cuando un diente de leche sale de su sitio debido a un golpe, este sufre una avulsión, y no se debe recolocar. También hemos visto que, tras un golpe, el diente de leche puede necrosarse. En estos casos, a veces la parte necrosada del interior del diente se expulsa hacia la punta de la raíz (ápice) y produce una infección. Hay controversia sobre esto último, pero puede que esa infección afecte al germen del definitivo.

En otras ocasiones, el diente de leche se mueve de sitio tras sufrir un golpe. Si la raíz todavía no se ha reabsorbido mediante la rizólisis, puede impactar al germen del diente definitivo (como una bola de billar choca en otra) y desviar su trayectoria de erupción.

Si nos alejamos un poco de los dientes, un golpe o contusión en la mandíbula o en la cabeza puede producir tensiones entre los diferentes huesos que conforman el cráneo. Aunque este es un tema más complicado, el rumbo de la dirección del crecimiento puede verse alterado y afectar al crecimiento del paladar o de la propia mandíbula.

11

SI ERES DENTISTA TE INTERESA SEGUIR LEYENDO (SI NO LO ERES, TAMBIÉN)

(QUIEN BUSCA, ENCUENTRA)

> **❝** Me parece superinteresante preguntar todas estas cosas y saber relacionarlas con la boca. Estoy harta de trabajar con remiendos, sin ton ni son. ¿Dónde puedo trabajar así?

Una dentista que vino de paciente se maravilló al ver que se podía trabajar de otra manera.

Puede que estés pensando que al leer este libro de divulgación para todos los públicos se haya abierto un mundo desconocido ante ti. Un mundo en el que el paciente es más que una boca. En el que el paciente está sano, y lo acompañamos para que lo siga estando. Un mundo en el que los sanitarios acompañamos al paciente a recuperar su salud tan pronto se desequilibra (enferma) para retornársela cuanto antes, para regresar a la adecuada función masticatoria y respiratoria.

Bienvenido a este mundo.

Tengo dos noticias para ti. Una buena y otra mala. Como sé que quieres comenzar por la mala, ahí va.

Ya te ha picado el gusanillo y a partir de ahora no vas a conformarte con poner remiendos en la boca de un paciente: cuando viene con una caries, le haces el empaste; cuando tiene los dientes apiñados o maloclusión, le recomiendas ortodoncia (ya sea con *brackets* o con alineadores). Pero ahora ya no vas a conformarte, querrás investigar cosas como por qué todas las caries están en un lado de la boca: ¿acaso el paciente come siempre por el mismo lado?, y si es así, ¿las caries están en el lado por el que come o en el otro costado (lado de balanceo)? Porque la propia saliva que producimos cuando masticamos, para formar el bolo alimentario, produce una autolimpieza (o autoclisis) y puede que el otro lado, con menos saliva, sea el que sufra las caries. Además, habrás comprendido que la labor de los sanitarios no es la de curar desde una posición de superioridad a nuestros pacientes. «Yo te curo porque soy el mejor». No, esto no va así. Nosotros acompañamos a nuestros pacientes a que recorran el camino de vuelta para volver a estar sanos. El camino lo tienen que hacer ellos.

Si no eres dentista, también espero que hayas entendido que la responsabilidad de retornar a la salud es tuya. No vale con ir al dentista para que te arreglen las caries o que te pongan aparato si luego tú no cambias nada en tu dieta, sigues comiendo mucho azúcar, cosas blandas y todo por el mismo lado. Ahora ya sabes lo que es importante y lo que no para cuidar tu salud. No hay excusa.

La buena noticia es que si ya te gustaba tu profesión (ahora sigo hablándoles a los dentistas), a partir de ahora la vas a AMAR.

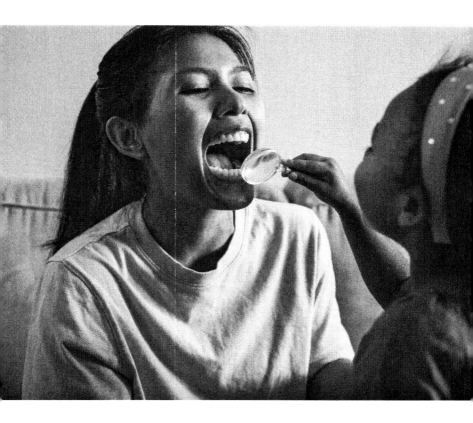

Porque es mucho más divertido investigar como lo hacía Gris-
som de CSI que llegar al trabajo y ponerte en modo automático.
Y tus pacientes lo van a notar. Van a percibir tu interés por ellos,
por querer ayudarles, por querer saber más de sus vidas. Nota-
rán que les escuchas. Y ya solo eso pone en marcha el proceso de
curación. Hay que dejarles hablar. Fíjate en la cara de una mujer cuando le preguntas por el parto de su hijo: en un segundo
se le ilumina la cara. En este caso, prepárate porque puede que
te cuente cuantas horas tardó en dilatar y cuantas veces la man-
daron a casa diciendo que todavía estaba verde. Son momentos
maravillosos, disfrútalos con los pacientes. En cambio, si algo se

ha complicado, la intensidad de su dolor todavía se palpa en sus palabras. Tómate tu tiempo y maravíllate con tus pacientes, con sus vidas y sus historias. Tú vida cambiará a mejor, a mucho mejor.

Ya te he contado parte de mi historia. Acabé la carrera en 2002 y comencé a trabajar inmediatamente. Me formé en la ortodoncia clásica de arco recto e hice varios cursos de odontopediatría, ya que con el PADI veía a muchos niños. Como chica obediente que era, hacía lo que me habían enseñado. Los tratamientos para corregir maloclusiones comenzaban cuando los primeros molares ya habían erupcionado. En un alarde de valentía, me animaba a colocar *utilities* con *brackets* antes de que los niños tuvieran toda la dentadura definitiva. Cuando terminaba la fase I (la primera fase del tratamiento), solo me preocupaba de que hubiéramos solucionado la forma de la boca. No tenía ni idea de la importancia que tenía la masticación, aunque algo se empezaba a escuchar de la respiración y la deglución.

Recuerdo que cuando algún paciente me decía que su osteópata quería hablar conmigo para hablar sobre el tratamiento, me ofendía. «¿Por qué se meten donde nadie los llama? Los que sabemos de dientes somos los dentistas, que nos dejen trabajar y punto». En serio, era tal el concepto mecánico que tenía sobre mover huesos y dientes que no me daba cuenta de que esas fuerzas las estábamos aplicando en cráneos que crecen. Que esos cráneos están en estrecha relación con la columna vertebral. Jugaba a ser la reina de bricomanía, pensando que abrir suturas craneales era inocuo para el crecimiento. Que colocar una máscara todas las noches con gomas que indican el gramaje de fuerza era tener las cosas controladas. Si en la bolsa indican la fuerza que hacen las gomas, ¿por qué algo va a ir mal? Pues porque simplemente todos somos diferentes, lo que a uno le va bien a otro le puede perjudicar y modificar el crecimiento del cráneo. Pensar que estas soluciones no van a afectar en el resto del cuerpo es no querer ver la realidad. No me di cuenta de ello hasta que fui madre. Las personas que no lo seáis y hayáis escuchado que la vida cambia cuando eres madre, creedlo, va en serio. Todo cambia, hasta tu vida profesional. Comencé a empatizar mucho más con los padres que me contaban que el niño no aguantaba la máscara por la noche, que lloraba, que el expansor le producía dolores de cabeza.

Por si eso no fuera suficiente, todo aquel sufrimiento a veces era en balde. Cuando quitábamos el aparato, la boca volvía a desviarse, los dientes a torcerse, etc. El dolor, nuestro trabajo y su tiempo y dinero en vano.

Fue entonces cuando decidí seguir formándome para encontrar una manera de trabajar más respetuosa con el crecimiento de los niños y más estable en el tiempo. Reconozco que todavía sigo en esa búsqueda. Por algo me llaman la «dentista inconformista». Pero esta manera de trabajar no tiene nada que ver con la que yo practicaba antes. Ahora tengo un conocimiento mucho mayor de la neurofisiología humana. Es decir, sé cómo funciona el cuerpo, qué ocurre cuando funciona bien y qué puede ocurrir cuando no es así. Sabiendo esto, las opciones que puedo dar a mis pacientes son más preventivas que correctivas y más funcionales que mecanicistas. Simplemente, si empiezas a terminar tus casos de ortodoncia dejando al paciente con la capacidad de comer por ambos lados, notarás muchas menos reapariciones de los problemas. Prueba y cuéntamelo.

Por otro lado, he entendido que los profesionales de la salud no somos los reyes del mambo. (No hablo de «sanitarios» porque ya me han dicho en más de una ocasión que en Latinoamérica esta palabra se usa para hablar del «inodoro».) Nosotros no estamos aquí para curar a nadie. El paciente tiene que entender que la responsabilidad de mantenerse sano es suya. Él tiene la llave del éxito. Tú puedes ayudarle a recuperar el equilibrio perdido, pero si no le devuelves el poder a él, no tardará en volver a enfermar. Démosles información de lo que les hace bien y de lo que los va a llevar al desequilibro. No hace falta que sepamos de todo. Con saber de nuestra área es suficiente. A un chaval de 14 años al que le ponen *brackets* porque sus padres quieren que tenga los dientes bien, si no le dices que tras quitarse el aparato tiene que comer cosas duras y respirar por la nariz, en cinco años puede que nadie se crea que ha llevado aparato. Pero para poder decírselo antes tienes que saberlo tú. Y coincido con la mayoría de los profesionales del sector que no se nos enseña a pensar ni a cuidar la salud.

Otra cosa de la que me has oído hablar y puede que haya llamado tu atención es que lo que ocurre en la boca afecta al resto del cuerpo. Así lo defiende la posturología. De hecho, hace unos años esta disciplina era lo más friki del mundo, y parecía que tenías que ser medio chamán para interesarte por ello. Ahora que los grandes equipos de fútbol se preocupan por la postura y de cuidar la boca de sus futbolistas para reducir lesiones, se ha normalizado. Te animo a que investigues en este aspecto. De hecho, una grandísima parte de la formación que he realizado estos últimos años no era para dentistas, sino para fisioterapeutas u osteópatas. Pero lo cierto es que son las que han marcado la diferencia en mi manera de entender el cuerpo. Como Simon Sinek nos cuenta en su libro *Empieza por el porqué*, tomamos decisiones basadas en lo que creemos saber. Hasta hace poco la mayoría de las personas creía que la Tierra era plana. En esa época apenas se hacían exploraciones. La gente tenía miedo de llegar al horizonte y precipitarse al vacío. Esa supuesta verdad condicionó el comportamiento de la sociedad. Cuando se publicó que la Tierra es redonda, se retomaron las investigaciones y en todas las áreas se aceleraron los avances. Llevamos centenares de años dividiendo el cuerpo en diferentes especialidades médicas y nos hemos creído que cada parte va por libre. Pero la verdad es que el cuerpo es uno y lo que ocurre en una de las partes afecta al resto. Investiga, no te arrepentirás.

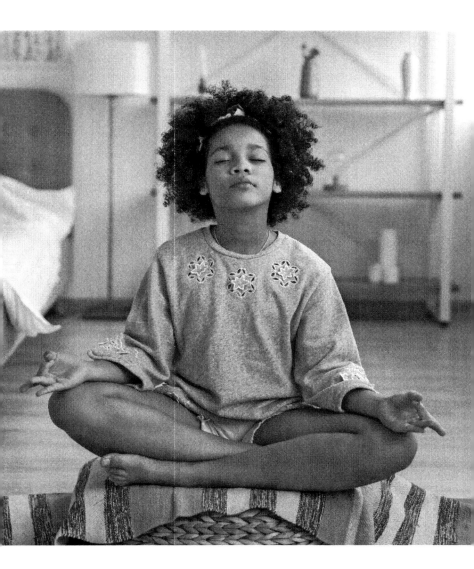

Sin dejar de lado, por supuesto, el desarrollo personal y la gestión emocional, sin duda lo que más ha marcado mi carrera profesional (y, claro está, también la personal) son las formaciones que he hecho en esta área. La nuestra es una de las profesiones más odiadas y temidas (y encima tenemos el dudoso honor de ser la profesión con el segundo mayor índice de suicidios). Tenemos una enorme tendencia al perfeccionismo y pasamos la gran mayoría del tiempo solos, percibiendo ese miedo que traen los pacientes. Tenemos jornadas laborales maratonianas, y como la mayoría trabajamos en la salud privada, vemos a la competencia como una amenaza. Te digo con la mano en el corazón que es más importante aprender a cuidarte y a tratarte con respeto y cariño que aprender la última técnica de implantes. A cuidarte como lo harías con tu mejor amigo. Y deja de exigirte más y de echarte a la espalda los males de todo el planeta. Cuida de ti mismo para poder cuidar a otros.

Si ya te ha picado el gusanillo y no tienes ni idea por dónde seguir, contacta conmigo a través de mi página web y será un honor poder acompañarte.

Nuestra profesión ha cambiado muchísimo en los últimos años, pero aún queda mucho camino por recorrer. Y mi misión es ser parte de ese cambio.

❖ CONCLUSIÓN ❖

La misión de este libro es que los padres tengáis suficiente información de lo que es bueno para la salud bucodental de vuestros hijos. Porque si os cuesta lo mismo darle papilla que un cuscurro de pan, que sepas que con la segunda acción estas promoviendo la salud y con la primera no. La información nos da el poder.

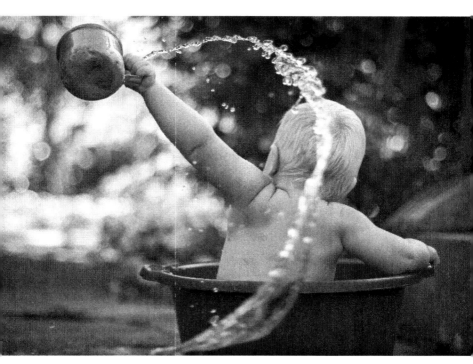

Recuerda: la información es poder. Ahora, a disfrutar.

Es lo mismo que ocurre con la obesidad, que sabemos qué alimentos son buenos para nuestros hijos y cuáles no. A partir de ese momento la responsabilidad de cada uno será lo que prime.

Me entristece mucho que por primera vez me traigan a la consulta un paciente a los 6 años, y que cuando les cuento lo que veo y cómo solucionarlo me digan: «Qué pena no haberlo sabido antes. No sabía que todo eso era tan importante».

Espero que a través este libro este mensaje llegue a más hogares, y que perdamos el miedo a ir al dentista, porque cuando sabes que estás haciendo bien las cosas, esa certeza te aleja del miedo. Miedo a «no voy a llevar a mi hijo de 1 año al dentista, ¡qué horror!, ¿para qué? No me vaya a decir que tiene caries, que tiene algo mal en la mordida…». Ahora ya sabes cómo prevenirlo y cómo identificarlo precozmente. Tú tienes el poder. A que mola. Brindemos por ello.

PARA ACABAR, UN RESUMEN BREVE DE LOS *HITS* DEL LIBRO:

❖ Teta todo lo que puedas/quieras.

❖ Chupete fuera entre los 18 y 24 meses.

❖ Ir cambiando el lado de la cabecita que el bebé apoya contra la cama para dormir.

❖ Cuando el bebé empiece con la alimentación complementaria, comida lo más entera posible.

❖ Que coma por los dos lados, alternándolos.

* ❖ Primera revisión al dentista antes de los 6 meses.

* ❖ Si has detectado que tu hijo muerde mal, comienza con los ejercicios y visita cuanto antes al ortodoncista preventivo u odontopediatra para enderezarlo.

* ❖ El cuerpo es una unidad y un dolor de tripa puede estar diciéndonos que no está masticando bien o lo suficiente.

* ❖ Si se le hace bola no es porque quiera martirizarte en cada comida. Realmente no puede tragar o le resulta muy difícil.

* ❖ Los dientes de leche son un tesoro, cuídalos como tal.

OTROS TÍTULOS DE INTERÉS

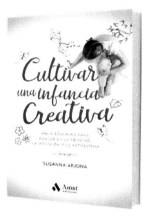

Cultivar una infancia creativa
Susanna Arjona

ISBN: 9788418114649
Págs: 160

Basado en la Programación Neurolingüística (PNL), y con pinceladas de coaching, meditación y «Pedagogía de la autenticidad», *Cultivar una infancia creativa* habla de cómo educar en la autoconsciencia, la libertad, los valores humanos, la autoestima, el respeto y la intuición, y enseña a poner la mirada amorosa en todo lo que hacemos, y a respetar el ritmo de nuestros hijos o alumnos.

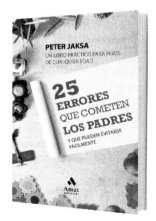

25 errores que cometen los padres
Peter Jaksa

ISBN: 9788497354769
Págs: 224

Ser padres resulta muy reconfortante, pero también muy complicado en algunos momentos, sobre todo a la hora de tomar esas decisiones que sabemos que influirán en el futuro de nuestros hijos. Este libro ayuda a tomar buenas decisiones y a enfrentarse a los errores más habituales, desde la disciplina y la rivalidad entre hermanos, hasta la privacidad y el pensamiento crítico adolescente.

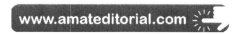

www.amateditorial.com

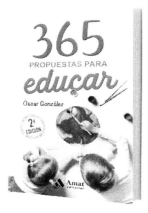

365 propuestas para educar (nueva edición)
Óscar González

ISBN: 9788418114601
Págs: 184

365 propuestas para educar ofrece un minucioso compendio de citas, frases y aforismos de grandes pensadores de ayer y de hoy que te ayudarán a reflexionar y tomar decisiones sobre los aspectos fundamentales de la educación. De Pitágoras a Einstein, pasando por José Antonio Marina, María Jesús Álava Reyes, Steve Jobs y muchos otros… Un viaje desde la infancia hasta la adolescencia a través de las emociones, los valores, las inteligencias, la creatividad y el juego.

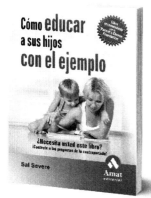

Cómo educar a sus hijos con el ejemplo
Sal Severe

ISBN: 9788497353151
Págs: 174

Libro práctico que aporta respuestas a los padres para enseñar a sus hijos a tener una conducta adecuada, a escuchar y a colaborar. A través de esta obra los padres aprenderán a educar a sus hijos de forma que sean consecuentes, coherentes y sobretodo que aprendan a controlar sus enfados.

www.amateditorial.com